常见肩痛的中西医诊断和治疗

主　编　罗和平　周　理
副主编　杜福川　王丽娟
编　委　张海英　杨晓倩　黄小珊

中国中医药出版社
·北　京·

图书在版编目（CIP）数据

常见肩痛的中西医诊断和治疗／罗和平，周理主编. —北京：
中国中医药出版社，2020.9
ISBN 978-7-5132-6277-4

Ⅰ. 常…　Ⅱ. ①罗…②周…　Ⅲ. 肩痛—中西医
结合—诊疗　Ⅳ. R684

中国版本图书馆 CIP 数据核字（2020）第 108141 号

中国中医药出版社出版

北京经济技术开发区科创十三街 31 号院二区 8 号楼
邮政编码　100176
传真　010-64405750
三河市同力彩印有限公司印刷
各地新华书店经销

开本 710×1000　1/16　印张 10.5　字数 183 千字
2020 年 9 月第 1 版　2020 年 9 月第 1 次印刷
书号　ISBN 978-7-5132-6277-4

定价　32.00 元
网址　www.cptcm.com

社 长 热 线　010-64405720
购 书 热 线　010-89535836
维 权 打 假　010-64405753

微信服务号　zgzyycbs
微商城网址　https://kdt.im/LIdUGr
官方微博　http://e.weibo.com/cptcm
天猫旗舰店网址　https://zgzyycbs.tmall.com

作者简介

罗和平，男，医学硕士，主任医师，广州中医药大学教授、硕士研究生导师，海南省拔尖人才。中国针灸学会理事，中国针灸学会刺法灸法分会常委，海南省针灸学会副会长兼秘书长，海南省卫生计生监督协会副会长，海南省科协第五届委员会委员，美国亚利桑那针灸与东方医学学院教授，《世界中西医结合》杂志编委。中国农工民主党海南省委会副主委、海南省中医院总支主委，海南省中医院副院长。

主持1项海南省重点研发项目，完成厅级课题4项。参与编写医学著作3部，公开发表医学论文20多篇。曾应邀在上海国际水疗学术年会上用英语作Acupuncture & SPA（针灸与水疗）的学术讲演，应邀对美国亚利桑那针灸与东方医学学院进行学术访问。先后带教来自美国、丹麦、芬兰、澳大利亚、法国、德国和瑞典的20多名留学生学习针灸。作为基层中医药适宜技术培训省级师资，编写《海南省基层中医药人才培训教材》，培训市县级适宜技术培训师资3批，在海南省各市县开展适宜技术培训数十次，培训医务人员达数千人。从医25年，亲手诊疗患者30多万人次，掌握40多项针灸技术，如火针、头皮针、平衡针灸、穴位埋线、圆利针、刃针等，练就了轻巧、无痛或微痛针法。对针灸、中西医内科（脑病）有较深入地研究，擅长针灸药结合、中西医结合诊疗疾病。临床上注重辨明病位病性，明确各种疗法的特点和药物性味，精准选用针灸疗法和药物，灵活实施局部和整体治疗，适度控制治疗剂量，取得良好效果。

前　言

肩痛是临床常见的病症，是出现在肩部的疼痛，主要是由肩关节及其周围的骨骼、软组织如肌肉、韧带等病变引起的疼痛。肩关节是人体活动度最大的关节，是上肢与躯干的连接枢纽，活动十分频繁，也是人体活动量最大的关节之一，容易发生急性损伤和慢性劳损，导致肩痛。肩痛的发生，有的与年龄有关，有的与劳损有关，有的与全身性疾病有关。

肩痛多为肩关节局部病症，没有生命危险。常见的肩周炎是自限性疾病，有自愈倾向。临床上肩痛往往没有得到足够重视。在工作中，骨科医生关注较多的是骨折、关节脱位、骨肿瘤、严重外伤等骨科较为严重的病症，对一般肩痛不够重视；其他科的医生可能对肩痛缺乏全面深入的认识，对肩痛的诊疗缺乏专业性和规范性，有时把自己不能明确诊断的肩痛都算作肩周炎，易引起误诊。有的医生在肩痛患者来诊时使用止痛药或中成药，未分析疼痛原因，肩痛的疗效并不太高。有鉴于此，笔者认为现状必须改变，肩痛的正确诊断率和疗效都需提高，应规范肩痛病症的诊疗标准。

引起肩痛的病症很多，肩部骨关节的疾病如骨折、脱位、骨肿瘤、肩关节退行性病变可致肩痛，肩部软组织（如肌肉、肌腱、韧带、滑囊）的急性、慢性损伤和炎症可致肩痛，邻近部位的疾病也可引起肩痛，如神经根型颈椎病、胸廓出口综合征、肺尖肿瘤（肺上沟癌）等。肩手综合征、冠心病心绞痛、胆囊炎和胆石症亦可出现肩痛。引起肩痛的病症多、病因较为复杂、表现多种多样，横跨骨科、神经内科、风湿科、心血管内科、消化内科等多个学科，临床医生不易全面掌握。目前也没有从中西医结合角度全面介绍肩痛诊治的书，故有必要编写一本全面介绍肩痛的书。

本书有如下四个特点：

1. 基础与临床紧密结合。首先介绍肩部解剖、肩关节的生物力学和运动、肩部查体和影像学检查、肩痛的病因病机和治疗方法，为肩痛的辨病及辨证论治准备基础。

2. 中西医结合特色，病因和发病机理的中西医论述，西医辨病与中医辨证结合治疗模式。

3. 论及几乎全部肩痛病症，重点关注肩周炎、肩袖损伤、肩峰下撞击综合征等常见肩痛病症的诊疗，侧重保守治疗。一书在手，基本可对肩痛病症有全盘了解。

4. 特别介绍了肩痛症疗效的评价方法，为临床研究提供参考资料。

本书适合针灸科、推拿科、康复科、内科、骨科等临床科室的医护人员，基层全科医务人员，以及医学院校师生和患者阅读。本书的出版，承蒙海南省科学技术厅重点研发计划项目（名称：圆利针伞形刺并温针治疗肩周炎的临床研究。编码：ZDYF2017117）的经费支持，谨致谢忱！

由于作者水平所限，错误和疏漏难免，尚有很多不足之处，敬请同行赐教指正。

《常见肩痛的中西医诊断和治疗》编委会
2020 年 5 月

目　录

第一章　肩部解剖 ···································· （ 1 ）

  第一节　腋区 ······································· （ 1 ）

  第二节　三角肌区和肩胛区 ···················· （ 6 ）

  第三节　肩关节和肌腱袖 ······················· （ 7 ）

第二章　肩关节的生物力学和运动 ·············· （ 11 ）

  第一节　肩关节的生物力学 ···················· （ 11 ）

  第二节　肩关节的运动 ·························· （ 12 ）

第三章　肩部查体 ··································· （ 14 ）

  第一节　视诊 ······································ （ 14 ）

  第二节　触诊 ······································ （ 14 ）

  第三节　肩关节活动度的检查 ·················· （ 15 ）

  第四节　肩关节相关肌肉的检查 ··············· （ 16 ）

  第五节　特殊检查 ······························· （ 18 ）

第四章　肩部影像学检查 ·························· （ 24 ）

  第一节　肩关节 X 线检查 ······················ （ 24 ）

  第二节　肩关节 CT 检查 ······················· （ 27 ）

  第三节　肩关节 MRI 检查 ······················ （ 28 ）

  第四节　B 超和肩关节造影检查 ··············· （ 29 ）

第五章　肩痛的病因病机 ·························· （ 30 ）

第六章　肩痛的治疗方法 ·························· （ 32 ）

第七章　肩痛的疗效评价 ……………………………………………（36）

　第一节　肩痛评价 …………………………………………………（36）

　第二节　肩关节功能常用评估方法 ………………………………（39）

第八章　常见肩痛的辨病辨证论治 …………………………………（47）

　第一节　肩关节周围炎（冻结肩） ………………………………（47）

　第二节　肩袖损伤 …………………………………………………（55）

　　冈上肌肌腱炎 ……………………………………………………（65）

　　冈下肌损伤 ………………………………………………………（70）

　　小圆肌损伤 ………………………………………………………（72）

　　肩胛下肌损伤 ……………………………………………………（73）

　第三节　肩峰下撞击综合征 ………………………………………（75）

　第四节　肩峰下滑囊炎 ……………………………………………（82）

　第五节　肱二头肌肌腱疾病 ………………………………………（86）

　　肱二头肌短头肌腱炎 ……………………………………………（86）

　　肱二头肌短头肌腱扭伤 …………………………………………（90）

　　肱二头肌长头肌腱炎 ……………………………………………（91）

　　肱二头肌长头肌腱滑脱 …………………………………………（95）

　　肱二头肌长头肌腱断裂 …………………………………………（98）

　第六节　肩部扭挫伤 ………………………………………………（100）

　第七节　三角肌损伤 ………………………………………………（103）

　第八节　大圆肌损伤 ………………………………………………（106）

　第九节　肩关节骨性关节炎 ………………………………………（108）

　第十节　肩部风湿性关节炎 ………………………………………（113）

　第十一节　肩部类风湿关节炎 ……………………………………（117）

　第十二节　肩手综合征 ……………………………………………（122）

　第十三节　神经根型颈椎病 ………………………………………（125）

　　颈椎康复操 ………………………………………………………（129）

　第十四节　胸廓出口综合征 ………………………………………（129）

　第十五节　其他类型的肩痛 ………………………………………（134）

附录 ……………………………………………………………（137）

肩痛症常用方剂…………………………………………………（137）

温针灸治疗肩周炎临床研究概况………………………………（143）

主要参考文献 ………………………………………………（154）

第 一 章

肩部解剖

肩部是上肢的顶端部分，在上方、前方、后方分别与颈部、胸部、脊柱区有分界，与臂部的分界为腋前襞、腋后襞下缘水平的环行线。肩部包括腋区、三角肌区和肩胛区，其中骨骼、关节和肌腱袖是肩部运动的重要结构基础。

第一节 腋 区

腋区位于肩关节的下方、臂上部、胸上部之间。在上肢外展时，腋区呈向上凹陷的窝，因此名为腋窝。腋窝表面皮肤较薄，内含大量的皮脂腺和汗腺。小部分人汗腺分泌过多且有臭味，名腋臭。

一、腋窝的构成

腋窝向深部形成锥体形的腔，由顶、底和四壁包围而成。

顶 是腋窝的上口，向上连接颈根部。由锁骨中 1/3 段、第一肋外缘、肩胛骨上缘围成。臂丛自此通过，锁骨下血管在第一肋外缘移行为腋血管。

底 朝向外下，由皮肤、浅筋膜和腋筋膜组成。腋筋膜是腋窝底之深筋膜，和胸肌表面及臂部深筋膜相续。腋筋膜的中央较薄，有血管、淋巴管和皮神经穿过，使其呈筛状，故又称筛状筋膜。

壁 有外侧壁、内侧壁、前壁和后壁。外侧壁由肱骨结节间沟、肱二头肌长头、短头与喙肱肌构成。内侧壁由前锯肌、上位四根肋骨及肋间肌构成。前壁则由胸大肌、胸小肌、锁骨下肌及锁胸筋膜组成。后壁则由肩胛下肌、大圆肌、背阔肌与肩胛骨构成。

锁胸筋膜是深筋膜，位于喙突、锁骨下肌和胸小肌上缘之间。有头静脉、胸肩峰血管及胸外侧神经穿过。在臂外展时，锁胸筋膜紧张，因此在结扎与锁胸筋膜相连的腋鞘内结构时，为了方便操作，臂要内收使此筋膜松弛；在锁骨下窝，锁胸筋膜与胸廓之间有疏松结缔组织，向上和颈根部的疏松结缔组织相续，故锁骨上大窝的感染或血肿会扩散到腋窝。胸小肌下缘以下的深筋膜与腋筋膜相连，名腋悬韧带。

肱三头肌长头在大圆肌后方与小圆肌前方之间穿过，在腋窝后壁上形成两个肌间隙。内侧的称为三边孔，又叫三边间隙，它的上界是小圆肌、肩胛下肌、肩胛骨外缘与肩关节囊，下界是大圆肌，外侧界是肱三头肌长头，内有旋肩胛动脉、静脉通过；外侧的称为四边孔，又叫四边间隙，它的上界为小圆肌、肩胛下肌与肩关节囊，下界与三边孔相同，内侧界为肱三头肌长头，外侧界为肱骨外科颈，内有旋肱后动、静脉和腋神经通过。

二、腋窝的内容

腋窝内有腋动脉及其分支、腋静脉及其属支、臂丛及其分支、腋淋巴结和疏松结缔组织等。

（一）腋动脉

腋动脉在第 1 肋外缘续锁骨下动脉，到大圆肌腱和背阔肌下缘，延续为肱动脉。

1. 分段　腋动脉的前方由胸小肌覆盖，因此以胸小肌为界分为 3 段。第 1 段从第 1 肋外缘至胸小肌上缘，第 2 段由胸小肌覆盖，第 3 段从胸小肌下缘到大圆肌腱与背阔肌的下缘。

2. 毗邻　腋动脉是腋窝内比较深层的结构，其各段的毗邻关系不完全相同。

（1）第 1 段　前方为胸大肌、锁胸筋膜和穿过该筋膜的结构；后方为臂丛内侧束、胸长神经、前锯肌及第 1 肋间隙等；内侧为腋静脉；外侧是臂丛外侧束和后束。

（2）第 2 段　前方为胸大肌和胸小肌；后方为臂丛后束和肩胛下肌；内侧为腋静脉和臂丛内侧束；外侧为臂丛外侧束。

（3）第 3 段　前方为正中神经内侧根和胸大肌；后方为腋神经、桡神经、肩胛下肌、背阔肌和大圆肌腱等；外侧有正中神经外侧根、肌皮神经、肱二头肌短头和喙肱肌等；内侧有腋静脉、前臂内侧皮神经、尺神经等。此段腋动脉最表浅，仅被以皮肤、浅筋膜、深筋膜，是最易暴露的部位。

3. 分支　腋动脉之分支较多，比较恒定的分支有 6 条。

（1）胸上动脉　约 94% 起于腋动脉第 1 段，少数与腋动脉的其他分支共干或起于第 2 段。该动脉分布于第 1~2 肋间隙。

（2）胸肩峰动脉 约65%起于腋动脉第1段，35%起自第2段。该动脉发出后穿锁胸筋膜，分为肩峰支、三角肌支、胸肌支和锁骨支，分布于同名区域。

（3）胸外侧动脉 约69%起自于腋动脉第2段，较少起于第3段，有的与腋动脉的其他分支共干。该动脉发出后在胸小肌后面下行，分布于前锯肌和胸大肌、胸小肌，在女性有分支至乳房。

（4）肩胛下动脉 约78%起自于腋动脉第3段，有的起自第2段或与其他分支共干。肩胛下动脉为一粗大的短干，沿肩胛下肌下缘向后下方走行2~3cm，即分为旋肩胛动脉和胸背动脉。旋肩胛动脉经三边孔穿出至肩胛区，分布于肩带肌并参与构成肩胛动脉网。胸背动脉与胸背神经伴行，至背阔肌。

（5）旋肱前动脉 较细小，95%以上起自腋动脉第3段，绕过肱骨外科颈前方与旋肱后动脉吻合。

（6）旋肱后动脉 多数与旋肱前动脉在同一水平起始，较粗大，经四边孔穿出，向后方绕肱骨外科颈与旋肱前动脉吻合。

（二）腋静脉

腋静脉的外侧有腋动脉，两者之间有臂丛内侧束、尺神经及前臂内侧皮神经等；内侧有臂内侧皮神经，远端有腋外侧淋巴结群，近端有腋尖淋巴结群。当上肢外展时，腋静脉位于腋动脉的前方。腋静脉的属支与腋动脉的分支同名并伴行。此外，头静脉穿过锁胸筋膜注入腋静脉。腋静脉管壁与腋鞘、锁胸筋膜融合，使其管腔保持扩张状态，但损伤时容易发生空气栓塞。

（三）臂丛

臂丛位于腋窝内的部分为臂丛的锁骨下部，形成内侧束、外侧束和后束。在腋动脉的第1段，3束都位于其后外侧；在腋动脉的第2段，3束相应的位于腋动脉的内侧、外侧和后方；在腋动脉的第3段，臂丛的各束发出分支。

1. 肌皮神经（$C_{5\sim7}$） 自外侧束发出，位于腋动脉的外侧，向外斜穿喙肱肌，在肱二头肌与肱肌之间下行，发出肌支支配这些肌肉。但该神经尚未穿入喙肱肌时，已先发出支配该肌的肌支。

2. 胸外侧神经（$C_{5\sim7}$） 起自外侧束，伴行胸肩峰动、静脉穿过锁胸筋膜，贴胸大肌深面走行，并进入该肌。

3. 正中神经（$C_{6\sim8}$、T_1） 以内、外侧根分别起自内、外侧束，在腋动脉的前方或外侧，两根会合成 1 条较粗大的神经干下行。

4. 尺神经（C_8、T_1） 起于内侧束，先在腋动、静脉之间下行，继而行向动脉内侧。

5. 胸内侧神经（C_8、T_1） 起于内侧束，在腋动、静脉之间穿出，进入胸小肌深面，分布于此肌，并有分支至胸大肌下部。

6. 前臂内侧皮神经（C_8、T_1） 起自内侧束，行于腋动、静脉间的前方，先在尺神经的内侧，后移向外侧。此神经一般较尺神经为细。

7. 臂内侧皮神经（C_8、T_1） 较细小，从内侧束的较高部位发出，行于腋静脉内侧。

8. 桡神经（$C_{5\sim8}$、T_1） 起自后束，在腋动脉后方，经肩胛下肌、背阔肌及大圆肌的前面下行，至臂后部进入肱骨肌管。桡神经在腋窝内发出肌支，支配肱三头肌长头。

9. 腋神经（$C_{5\sim6}$） 起自后束，起初位于桡神经的外侧，腋动脉的后方，向外下方走行，伴旋肱后动、静脉穿四边孔，绕肱骨外科颈向后进入三角肌区。由于腋神经和旋肱后血管环绕肱骨外科颈走行，故在肱骨外科颈骨折时，骨折断端极易损伤腋神经，致使三角肌瘫痪，肩关节外展困难。若骨折断端损伤血管，则可致局部血肿。

10. 肩胛下神经（$C_{5\sim7}$） 有上、下两支，起自后束，贴肩胛下肌前面下行，分布于该肌和大圆肌。

11. 胸背神经（$C_{6\sim8}$） 起自后束，向下外与肩胛下血管和胸背血管伴行，至背阔肌前面进入并支配该肌。

12. 胸长神经（$C_{5\sim7}$） 起自臂丛的锁骨上部，经臂丛各束及腋动脉第 1 段的后方下行入腋窝，继而在腋中线后方伴随胸外侧动脉行于前锯肌表面，并支配该肌。

13. 肩胛上神经（$C_{5\sim6}$） 起自臂丛的上干，向后走行，经肩胛上切迹进入冈上窝，继而伴随肩胛上动脉转入冈下窝，分布于冈上肌、冈下肌和肩关节。若此神经损伤可表现为冈上肌和冈下肌无力、肩关节疼痛等症状。

臂丛在行经锁骨与第 1 肋骨之间时，与腋动脉一起被锁胸筋膜固定，故任何使胸廓上口缩小的外力都可引起臂丛的损伤。当肩部受到较大的向下外力，而头部又向对侧强力侧屈时，可导致上干受损。臂丛上干主要由第 5 和第 6 颈神经前支构成，发出肩胛上神经、肌皮神经、正中神经外侧根、腋神经、桡神经等。在上肢过度外展、外旋位受到暴力牵拉时，往往损伤臂丛下干。下干主要由第 8 颈神经和第 1 胸神经前支构成，主要发出尺神经和正中神经内侧根。因此上干、下干损伤受累的神经不同，临床表现也就不同。实际单纯的上干或下干损伤并不多见，多呈现不完全型或混合型损伤。

（四）腋淋巴结

腋淋巴结位于腋动脉及其分支或腋静脉及其属支周围的疏松结缔组织中，分为 5 群。腋淋巴结收纳乳房的大部分淋巴。

1. 外侧淋巴结　沿腋静脉远端排列，收纳上肢的淋巴，其输出管注入中央淋巴结和尖淋巴结，少数注入锁骨上淋巴结。手和前臂的感染首先侵入此群淋巴结。

2. 胸肌淋巴结　在胸小肌下缘，沿胸外侧血管排列，收纳胸前外侧壁、乳房外侧部的淋巴，其输出管注入中央淋巴结和尖淋巴结。

3. 肩胛下淋巴结　位于腋后壁，沿肩胛下血管和胸背神经排列，收纳背部、肩部及胸后壁的淋巴，其输出管注入中央淋巴结和尖淋巴结。

4. 中央淋巴结　位于腋窝底的脂肪组织中，收纳上述 3 群淋巴结的输出管，其输出管注入尖淋巴结。

5. 尖淋巴结　位于胸小肌与锁骨之间，锁胸筋膜的深面，沿腋静脉近端排列，收纳中央群及其他各群淋巴结的输出管，以及乳房上部的淋巴。其输出管合成锁骨下干，左侧注入胸导管，右侧注入右淋巴导管。

乳房的淋巴有 75% 回流至腋淋巴结。因此，腋淋巴结是乳腺癌转移的重要途径。乳腺癌手术在清除腋淋巴结时，需要保护腋窝内的血管和神经。依据乳房的淋巴引流情况，胸肌、中央和尖淋巴结最易受累。尖淋巴结与腋动脉第 1 段毗邻，位置较深，前方为锁胸筋膜及穿经该筋膜的胸肩峰动脉和胸外侧神经，后方有臂丛内侧束、胸长神经和胸背神经，术中应注意保护这些结构。

腋淋巴结在临床应用上常分为 3 站，即胸小肌上缘以上腋静脉周围淋巴结为第三站，胸小肌后方的淋巴结为第二站，胸小肌下缘以外的淋巴结为第一站。尖淋巴结相当于第三站淋巴结，中央淋巴结相当于第二站，其余相当于第一站。哨位淋巴结（临床通常称为前哨淋巴结）为癌细胞首先转移的淋巴结。乳腺癌的哨位淋巴结与癌的位置有关，多数位于第一站淋巴结，少数位于胸骨旁淋巴结（临床称内乳淋巴结）。目前规模较大的医院和专科医院在乳腺癌的临床治疗中已经应用前哨淋巴结活检，若前哨淋巴结活检阴性则可免于腋淋巴结清扫，从而给患者减少手术带来的上肢疼痛、麻木及淋巴水肿。

（五）腋鞘及腋窝蜂窝组织

包裹在腋动脉、腋静脉和臂丛周围的结缔组织膜称为腋鞘，亦称颈腋管，向上与颈部椎前筋膜相续。腋窝内除有被腋鞘包裹的血管神经束和淋巴结外，还充填有大量疏松结缔组织，称为腋窝蜂窝组织。腋窝内的感染沿着蜂窝组织间隙和腋鞘，向上可蔓延至颈根部，向下可达臂部，向后经三边孔和四边孔蔓延至肩胛区、三角肌区，向前可至胸肌间隙。临床上作锁骨下臂丛麻醉时，可将药液注入腋鞘内，达到麻醉上肢的目的。

第二节　三角肌区和肩胛区

一、三角肌区

三角肌区即三角肌所在的区域。

浅层　皮肤较薄，浅筋膜较致密且脂肪少。在浅筋膜内，三角肌后缘有腋神经的皮支（臂外侧上皮神经）浅出，分布于三角肌表面的皮肤。

深层　深筋膜下方的三角肌从前方、后方和外侧包绕肩关节。三角肌起于锁骨外侧 1/3 段、肩峰、肩胛冈，止于三角肌粗隆，有外展、前屈、后伸肩关节的作用。三角肌的深面有腋神经，分前、后两支进入该肌。旋肱后动、静脉伴行腋神经由四边孔穿出后分布于三角肌、肩关节和肱骨等。旋肱后动脉绕肱骨外科颈与旋肱前动脉吻合。临床上肱骨外科颈骨折，可伤及腋神经和旋肱前、后血管，造成三角肌瘫痪和深部血肿。

二、肩胛区

肩胛区即肩胛骨后面的区域。

浅层　皮肤厚，浅筋膜致密，内有来自颈丛的锁骨上神经分布。

深层　深筋膜下有斜方肌，其下方为冈上肌、冈下肌、小圆肌和大圆肌（表 1-1）。冈上肌起于冈上窝，止于肱骨大结节上压迹，有外展肩关节的作用；冈下肌起于冈下窝，止于大结节中压迹，小圆肌起于冈下窝下部，止于大结节下压迹，冈下肌和小圆肌有内收、外旋肩关节的作用；大圆肌起于肩胛骨下角背面，止于肱骨小结节嵴，有内收、内旋、后伸肩关节的作用。肌肉的深面为肩胛骨。在肩胛切迹的上方有肩胛上横韧带。肩胛上动脉经该韧带的上方进入肩胛区，分布于冈上肌和冈下肌。肩胛上神经在该韧带的下方进入肩胛区，支配冈上肌和冈下肌等结构。旋肩胛动脉经三边孔穿出后，与肩胛上动脉吻合。肩关节的滑膜可伸入肩胛骨与某些肌腱之间形成滑液囊。在肩峰与冈上肌腱之间有肩峰下滑囊。在三角肌与大结节之间有三角肌下滑囊。两囊可彼此交通，臂外展时起滑动作用。

表1-1　肩带肌

名　称	起　点	止　点	作　用	神经支配
三角肌	锁骨外侧1/3段、肩峰、肩胛冈	三角肌粗隆	外展、前屈、后伸肩关节	腋神经（C_{5-6}）
冈上肌	冈上窝	大结节上压迹	外展肩关节	肩胛上神经（C_{5-6}）
冈下肌	冈下窝	大结节中压迹	内收、外旋肩关节	肩胛上神经（C_{5-6}）
小圆肌	冈下窝下部	大结节下压迹		腋神经（c_{5-6}）
大圆肌	肩胛骨下角背面	小结节嵴	内收、内旋、后伸肩关节	肩胛下神经（C_{5-7}）
肩胛下肌	肩胛下窝	小结节		肩胛下神经（C_{5-7}）

三、肩胛动脉网

肩胛动脉网是在肩胛骨周围形成的锁骨下动脉与腋动脉分支间的吻合。参与构成肩胛动脉网的主要动脉有，来自锁骨下动脉的分支肩胛上动脉和肩胛背动脉，以及来自腋动脉发出的肩胛下动脉的分支旋肩胛动脉。

第三节　肩关节和肌腱袖

一、肩部骨骼

肩部骨骼有锁骨、肩胛骨及肱骨上端。锁骨为S状弯曲的长骨，位于胸壁前上方外侧，横置于胸骨与肩峰之间。锁骨体为膜内成骨，其内侧段下缘骨质凹陷，称为菱形切迹。锁骨内侧连于胸骨，形成胸锁关节，外端与肩胛骨形成肩锁关节，而将肩胛带间接的连接于躯干上部。肩胛骨为不规则略呈三角形的扁平骨，附着于胸壁后上外侧部，覆盖在第2～7肋骨后部，为诸多肩部肌肉附着处。肱骨上端是组成肩部的一部分，可分为头、颈、大结节、小结节4个部分，其大、小结节间沟中有肱二头肌长头肌腱通过。

二、肩部关节

一般来说，肩关节是指肱骨头与肩胛骨关节盂之间的盂肱关节。但实际上，肩部活动是由盂肱关节、胸锁关节、肩锁关节、肩胛骨与胸壁之间的连结（肩胛胸壁"关节"）、肩峰下关节和喙锁连接共同参与完成。

（一）盂肱关节

盂肱关节即狭义的肩关节。由肩胛骨关节盂与肱骨头构成，是典型的球窝关节。由于肩胛骨关节盂的关节面只有肱骨的 1/4，虽然四周有盂唇附着，增加了关节盂的深度，但仍然只有 1/4～1/3 的肱骨关节面与关节盂相接触。故其活动范围大，是一个不稳定关节。

1. 关节盂 呈梨形，上窄下宽，位于肩胛骨上外侧，向外、向下、向前与肱骨头相关节。关节盂的上方有盂上结节，下方有盂下结节，分别为肱二头肌长头肌腱、肱三头肌肌腱的附着处。关节盂周围有致密堆集的纤维形成的盂唇，可加深盂窝。

2. 肱骨头 为半球体的关节面，向后、上、内，较肩胛骨关节盂为大，仅有一部分与其接触。肱骨头与肱骨干之间有 130°～135° 的内倾角，内翻时，此角度减小至 100° 以下；肱骨头后倾角约为 15°。肱骨头前外侧有大、小结节，大结节上有冈上肌、冈下肌和小圆肌附着，向下移行为大结节嵴，小结节上有肩胛下肌附着，向下移行为小结节嵴，结节间沟内有肱二头肌长头肌腱经过。

3. 关节囊 薄而松弛，近端附着于肩胛骨关节盂的周缘、喙突根部和肩胛颈，远端附着于肱骨解剖颈，内侧可达外科颈。关节囊的内面衬以滑膜层。关节囊的纤维层被肌腱袖加强，其前壁有盂肱韧带加强，上壁有喙肱韧带加强，下壁最为薄弱。因此，肩关节脱位时，肱骨头常从下壁脱出。关节囊内有肱二头肌长头肌腱通过。

4. 滑囊 肩部有很多滑囊，如肩峰下滑囊、三角肌下滑囊、肩胛下肌腱下滑囊、喙突下滑囊、肩峰皮下滑囊，以及位于胸大肌、背阔肌、大圆肌等在肱骨上的止点附近的与肌肉同名的肌腱下滑囊等，在肌腱与肌腱之间、肌腱与骨骼之间、皮肤与骨骼之间起衬垫作用，有利于减少摩擦，便于肩关节活动。

5. 韧带 肩关节韧带均小而窄，保证了肩关节大范围的活动，但使肩关节稳定性下降。

（1）喙肩韧带 起自喙突外缘，止于肩峰尖部前缘，前后部较厚。中部纤维很薄或缺如，形成两个坚强的纤维束，呈分支状。此韧带是盂肱关节上部强有力的屏障，有防止肱骨头向内上方脱位的作用。

（2）喙肱韧带 起自喙突基底及后外缘和喙肩韧带起始部，止于肱骨大、小结节及邻近关节囊，形成前后束，阻止肱骨头向上脱位。

（3）盂肱韧带　起于肱骨解剖颈的前下部，向上、向内，止于关节盂上结节及关节盂唇，与肱二头肌腱相续，分为上、中、下 3 束，称为盂肱上韧带、盂肱中韧带、盂肱下韧带，其中以盂肱中韧带最为重要。盂肱韧带增强关节囊的前部。

（二）胸锁关节

胸锁关节为锁骨的胸骨关节面与胸骨柄锁切迹及第 1 肋骨所形成的微动关节，是肩带与躯干相连的唯一关节。盂肱关节无论向何方运动，均需要胸锁关节协同。胸锁关节是具有完整的软骨盘的鞍状关节，周围被关节囊和胸锁前后韧带所包绕。

（三）肩锁关节

肩锁关节由肩胛骨肩峰关节面与锁骨肩峰关节面构成，关节囊较松弛，附着于关节面的周缘。由关节囊、肩锁韧带、三角肌、斜方肌和喙锁韧带等维持关节的稳定，特别是喙锁韧带对稳定肩锁关节有重要作用。肩锁关节属于平面关节，可做各方向的微动运动。

（四）肩胛胸壁"关节"

肩胛骨和胸壁之间无真正的关节结构，仅有丰富的肌肉联系。肩胛骨通过胸锁关节和肩锁关节在胸壁上做旋转运动，可使上肢上举 180°左右，因此，在功能上为肩部关节的一部分。

（五）肩峰下关节

由肩峰、喙突和喙肩韧带组成的喙肩弓，作为关节臼窝样结构，肱骨大结节作为杵状部分，其间肩袖各肌可看作关节内半月板，而肩峰下囊相当于关节囊。这种结构虽不具有正常关节的形态，从功能上看，肩袖和肱二头肌长头肌腱可作为关节运动的动力机构，肩峰下滑囊则起到润滑、应力吸收的作用。喙肩弓与喙肱韧带一起防止肱骨头向后上脱位。

（六）喙锁连接

喙锁连接也称喙锁关节。一般情况下，肩胛骨喙突与锁骨之间只存在喙锁韧带。由于肩部长期负重，锁骨对喙突根部长期摩擦和压迫，使锁骨中外段成为支持点，形成喙锁关节。它属于平面关节，运动幅度不大，与肩锁关节和胸锁关节组成联合关节。

三、肌腱袖

肩带肌中的冈上肌、冈下肌、小圆肌和肩胛下肌的肌腱经过肩关节周围时，与关节囊融合，并互相连接形成一接近环形的腱板，围绕肩关节，称为肌腱袖，也称肩袖。肌腱袖加强了肩关节的稳定性。当肩关节扭伤或脱位时，常导致肌腱袖撕裂。

肩关节脱位占全身关节脱位的 40% 以上，这是由肩关节的结构特点及关节囊的松弛薄弱决定的。肩关节周围的韧带和肌肉在关节的上方、前方和后方起到了强大的保护作用。因此，肩关节脱位以肱骨头向下方脱位最多见。此时在腋窝内可触及肱骨头，肱骨头可压迫或牵拉臂丛的分支，引起相应区域的功能障碍，因三角肌和胸大肌的牵拉作用，肩关节有明显的外展旋内畸形，致使肩峰特别突出，形成方肩。

第 二 章
肩关节的生物力学和运动

第一节　肩关节的生物力学

　　肩关节由肱骨、肩胛骨、锁骨及其附属结构组成，是盂肱关节、肩锁关节、胸锁关节等三个解剖学关节，肩胛胸壁关节、肩峰下关节两个关节样结构，以及喙锁间韧带样连接构成的肩关节复合体。肩关节受颈肩部肌肉的悬吊和肩胛、胸壁间肌肉的牵引，固定于胸廓上部两侧。前部通过锁骨、胸锁关节和胸骨相连，在胸锁关节处获得支点和缓冲；后部通过肩胛骨、胸壁间结构，与胸壁相连。肩部内旋肌（胸大肌、背阔肌、大圆肌、三角肌前部和肩胛下肌）较强，外旋肌（三角肌后部、冈下肌和小圆肌）较弱，两者之间功能相对平衡，从而保持盂肱关节的力学稳定。肩关节盂浅头大，关节囊松弛，主要依靠周围的肌腱来维持稳固性。肩胛下肌、冈上肌、冈下肌、小圆肌肌腱分别止于肩关节的前方、上方、后方，腱纤维和囊纤维相互交织，形成肩袖。肩袖是盂肱关节外展与外旋的启动肌肉。这些肌肉虽有运动肩关节的功能，但距离肩关节很近，作用力量不大，收缩时可保持肱骨头和关节盂的接触，从而加强肩关节的稳定性。三角肌也有保持肩关节稳定的作用。肩关节囊和韧带组织是肩关节周围重要的静态稳定结构，盂肱下韧带则是其中最重要的部分。整个关节囊韧带复合体作为一个整体，通过协同作用保持肩关节的稳定性。肩关节可做屈、伸、收、展、旋转及环转运动，加上关节头与关节窝的面积差度大，关节囊薄而松弛，使肩关节能够灵活运动。肩关节前下方肌肉较少，关节囊较松弛，故稳固性差。当上肢处于外展、外旋位向后跌倒时，手掌或手部着地，易发生肩关节前脱位。

第二节 肩关节的运动

一、肩关节的位置

（一）肩关节中立位

上肢自然下垂于身体两侧，肘关节伸直，肌肉放松，肩胛骨轴线与身体冠状面呈 30°左右夹角，肩胛盂朝向前外方，肱骨处在与重力线平行或轻度内收或外展位置。

（二）肩关节功能位

肩关节处于外展 45°～50°、前屈 15°～25°、内旋 25°～30°的位置。临床上肩部术后外固定常用此位置。

（三）肩关节外展位（休息位）

肩关节外展位是将上肢固定在外展 60°、前屈 30°、屈肘 90°的位置。这有利于外伤和术后的肩关节的修复。

（四）肩关节零度位

肩关节外展上举到 155°、冠状面向前 45°，肱骨的长轴、肩袖肌群共同长轴、肩胛冈长轴重叠，盂肱关节处于相对稳定状态，为肩关节零度位。

二、肩关节的运动

肩关节是人体活动度最大的关节。有多个轴位上的运动，沿矢状轴可做内收、外展运动，沿冠状轴做前屈、后伸及上举运动，沿肱骨干纵轴可做上臂的内旋、外旋运动，还可以做多个方向的环转运动。

肩关节的主动运动包括外展、内收、前屈、后伸、外展前屈、外展后伸、外展旋转、中立位旋转和环转，其主动运动范围如下。

以人体的标准解剖学姿势（身体直立，面向前，两眼平视正前方，两足并拢，足尖向前，双上肢下垂于躯干的两侧，掌心向前）为起始位。

外展：上臂离开躯体侧方，向外抬举，正常范围为 0°～180°。

内收：上臂经躯体前向对侧肢体靠拢，正常范围为 0°～50°。

前屈：上臂向躯体前方伸出并向上抬举，正常范围为 0°～180°。

后伸：上臂向躯体后方伸出并抬举，正常范围为 0°～60°。

外展前屈：上臂外展 90°，掌心向前，水平位经躯体前方向对侧肢体靠拢，正常范围从 0°～135°。

外展后伸：上臂外展 90°，掌心向前，水平位向躯体后方伸展，正常范围从 0°~45°。

外展旋转：上臂外展 90°，屈肘做内、外旋转运动，正常范围内旋 0°~90°，外旋 0°~90°。

中立位旋转：上臂下垂置于躯体侧方，屈肘 90°做内、外旋转运动，正常范围内旋 0°~90°，外旋 0°~90°。

环转：以肩胛骨关节盂为轴，上臂做圆周运动，全臂运动面呈圆锥形，正常运动范围从 0°~360°。

三、肱骨头和肩胛盂之间的基本运动方式

滚动：肱骨头在肩胛盂关节面上的滚动，伴有或不伴有肱骨头与关节盂之间相对位置的变化。在伴有相对位置变化的滚动中，肱骨头好比行进中的车轮，肱骨头相对肩胛盂面的接触点有变化；在不伴有相对位置变化的滚动中，肱骨头在原位旋转运动。在正常的盂肱关节运动中，后一种滚动形式占主导地位。如在肩上举过程中，肱骨头相对于肩胛盂的移位很小。

滑动：肱骨头与肩胛盂的相对滑动。正常情况下，这种运动受到关节囊、肌群、肩胛盂骨性和软骨结构的限制，外来暴力引起异常滑动，可导致肩关节脱位。

旋转：肱骨头沿肱骨干长轴转动。

漂浮运动：上肢自然下垂时，因重力肢体运动的惯性与肩部肌肉力量相互作用，产生肱骨头相对于肩胛盂的上下浮动。肩关节松弛时，浮动会加大。

复合运动：上述四种运动形式的复合。如肩外展上举 180°，肱骨头在肩胛盂表面的滚动、滑动、沿肱骨长轴的旋转。

肩部运动往往是复杂的复合运动，需要盂肱关节运动、肩锁关节运动、胸锁关节运动、肩胛胸壁运动、肩峰下关节（第二肩关节）运动的协调参与。在此不多赘述。

第 三 章

肩部查体

肩部检查要根据患者的病情，选择适当的检查方法。患者应充分暴露双侧肩关节，女性以吊带衫为宜。医者从视诊、触诊、肩关节活动度、相关肌肉的情况、特殊试验等方面进行检查。

第一节　视诊

首先总体观察患者的姿势，患者是否用健肢保护患肢，是否上臂松弛地放在身体一侧，上肢是否运动灵活。其次观察患者双肩，应充分暴露，左右对比，观察肩关节的轮廓形状，有无外伤、手术改变，有无肌肉萎缩、畸形、肿块等，有无三角肌萎缩或肩关节脱位。观察患者行走时两上肢摆动是否平衡、对称，脱衣时肩关节动作是否灵活。活动异常大多见于单侧肩部疾患，为减轻疼痛，患者会尽量避免引起疼痛的动作。注意观察两侧肩胛骨内侧缘到脊椎的距离是否对称。先天性高肩胛骨综合征常引起双侧肩胛骨不对称，两侧高低不平。

第二节　触诊

触诊包括骨骼触诊和软组织触诊。要有顺序地系统检查。骨骼触诊：让患者取端坐位，检查者站在患者背后，依次触诊胸骨上切迹、胸锁关节、锁骨、喙突、肩锁关节、肩峰、盂唇前缘中点（Bankart 点）、肱骨大结节、肱骨结节间沟、肩胛冈、肩胛骨脊柱缘，注意是否有压痛、畸形。软组织触诊：对肩袖、肩峰下和三角肌滑囊、喙肱韧带、肱二头肌长头肌腱、腋窝、肩部主要肌肉进行触诊，注意是否有压痛、肿块。肩袖位于肩峰下，检查时握住上臂下端，向上、向后提拉，使肩部处于被动伸展位，即可触及肩袖。为了与颈椎病鉴别，还需了解颈椎有无压痛。

第三节　肩关节活动度的检查

肩关节活动度受盂肱关节、肩锁关节、胸锁关节、肩胛骨胸壁关节活动度的共同影响。其中盂肱关节属于球窝关节，活动度大。为了简化临床检查程序，通常检查肩前屈、外展、外旋、内旋四个方向的活动度（表 3 – 1）。

表 3 – 1　正常肩关节的活动度

冠状面	矢状面	水平面（前屈 90°）
内收 0°～50°	前屈 0°～180°	内收 0°～45°
外展 0°～180°	后伸 0°～60°	外展 0°～45°

屈肘 90°肩关节中立位：内旋：0°～90°；外旋：0°～90°。

屈肘 90°肩外展 90°：旋前：0°～90°；旋后：0°～90°。

1. 前屈活动度

上肢保持内收位，肘关节伸直，上肢自前方向上举，直至超过头顶，前屈至最上方时掌心向前。

2. 后伸活动度

上臂从侧方向后摆。

3. 外展活动度

上肢保持肘关节伸直，自身体侧方向上举，直至超过头顶，外展至最上方时掌心向外。

四、肩外旋活动度

（一）内收位外旋

患者肩内收位，肘部贴紧身体，屈肘 90°，前臂旋转中立位。肩关节外旋使手向侧方移动。

（二）外展位外旋

患者肩外展 90°位，屈肘 90°，前臂旋后掌心向前。肩关节外旋使手向体后移动。

五、肩内旋活动度

患者手心向后，手自后下向上，外展拇指，以拇指尖所能触及最高的脊椎棘突，作为衡量内旋活动度的标志。比如拇指尖可触及第八胸椎棘突，则记为 T_8。

六、阿普利摸背试验（Apley scratch test）

阿普利摸背试验是一种粗略的估计肩外旋和内旋活动度的方法。嘱患者用手分别从同侧肩上方向后摸对侧肩胛骨上缘，或用手从同侧肩下方向后摸对侧肩胛骨下角。

第四节　肩关节相关肌肉的检查

一、肌力测定

肌力共分为六级。

0 级：肌肉完全瘫痪，无收缩能力。

Ⅰ级：可触及或见到肌肉收缩，但不能产生关节运动。

Ⅱ级：有肌肉收缩，关节稍有活动，但不能对抗肢体重力。

Ⅲ级：能对抗肢体重力使关节活动，但不能对抗外来阻力。

Ⅳ级：能对抗外来阻力使关节活动，但肌力较弱。

Ⅴ级：肌力正常，关节可做对抗较大阻力的自主活动。

二、相关肌肉的功能检查

（一）斜方肌

斜方肌的肌纤维分为上、中、下三部分。上部肌纤维的主要功能是耸肩。让患者抗阻力做耸肩运动，可触及肌纤维的收缩。中部肌纤维收缩使肩胛骨向脊柱方向靠拢。让患者抗阻力做向后并拢肩胛骨的动作，可触及中部肌纤维的收缩。下部肌纤维收缩使肩胛骨内收、外旋。让患者抗阻力做外展、后伸上臂，可触及下部肌纤维的收缩。

（二）菱形肌

菱形肌收缩时使肩胛骨内收、内旋。让患者双手叉腰，肩胛骨向后合拢。检查者用手指按压在肩胛骨脊柱缘，即可触及菱形肌收缩。

（三）前锯肌

前锯肌的功能是上臂活动时使肩胛骨贴近胸壁，稳定肩胛骨。检查时让患者双手用力推墙，若前锯肌麻痹则可出现翼状肩胛骨。

（四）肩胛提肌

使患者头向一侧屈曲，面部向另一侧旋转，同时抬肩。检查者双手在头部和肩部施加压力，在胸锁乳突肌和斜方肌之间可见肩胛提肌的收缩。

（五）三角肌

三角肌的主要功能是外展肩关节，但其前部肌纤维协助肩关节前屈和内旋，后部纤维协助肩关节后伸和外旋。检查方法：让患者外展上臂约60°，抵抗检查者向下的压力，此时可见到和触及三角肌的收缩；或者让患者外展上臂约90°，抵抗检查者向下的压力，此时发挥作用的是三角肌和冈上肌，肩袖其他肌肉也起协同作用。如此既检查了三角肌，也检查了肩袖。

（六）冈上肌

冈上肌是肩关节的外展肌，有稳定肱骨头的作用。检查时，让患者把上肢自然下垂于躯干侧方，肩部抗阻力外展，可在冈上窝触及冈上肌的收缩。

（七）冈下肌和小圆肌

冈下肌和小圆肌协同，使上臂外旋并内收。检查时，嘱患者曲肘，外旋肩关节，检查者施加内旋力，在肩胛骨外侧缘冈下窝可触及肌肉收缩，上部为冈下肌，下部为小圆肌。

（八）肩胛下肌

肩胛下肌在大圆肌和三角肌前份的协同下内旋肩关节。检查时，嘱患者曲肘，抗阻力内旋上臂，肱骨小结节处可能出现疼痛。

（九）大圆肌

大圆肌的功能是内旋肩关节，并内收、后伸上臂。检查时，嘱患者曲肘，手背置于背后部，使肩关节处于外展、内旋、后伸位。检查者以手压肘后方，让患者后伸肩关节，在肩胛骨外缘可触及大圆肌收缩。

（十）背阔肌

背阔肌的功能为内收、内旋、后伸肩关节。检查时，让患者外展、前屈肩关节，将两臂置于检查者肩部。检查者用手握住患者肘关节以对抗肩关节内收、内旋和后伸动作，在背部和胁肋部可触及背阔肌收缩。

（十一）胸大肌

胸大肌的功能为内收、内旋肩关节。检查时，让患者双手掌对掌在胸前相互用力按压，可触及双侧胸大肌收缩。

第五节　特殊检查

一、肩锁关节检查

（一）琴键征

肩锁关节脱位时，锁骨远端向上翘起，按压可复位，松开后又弹起，好比钢琴琴键，故名琴键征。

（二）交叉屈曲试验

肩关节外展，肘关节屈曲向胸前交叉，肩锁关节疼痛为阳性，提示肩锁关节损伤或骨性关节病。

（三）肩锁关节剪切试验

患者坐位，双手交叉放在肩锁关节的前后。用双手掌挤压肩胛冈和锁骨，使肩峰和锁骨发生相对移动，出现疼痛或有反常活动为阳性，常用来判断疼痛是否来源于肩锁关节。

二、杜加试验（Dugas test）

患者左手搭右肩，右手搭左肩，正常时肘部可以紧贴胸壁。如肘部不能紧贴胸壁，提示肩关节脱位。

三、肩袖损伤的肌力检查

（一）外展肌力（冈上肌）

1. 倒罐头试验（empty can test）　又称 Jobe test。臂部外展 90°、前屈 30°、拇指向下，检查者用力向下按压腕部，患者抵抗，与对侧相比力量减弱甚至无力者为阳性（可伴有肩痛），提示冈上肌腱病变或撕裂。

2. 落臂试验（drop arm test）　检查者将患者肩关节外展至 90° 以上，嘱患者自行保持肩外展 90°～100° 的位置，患肩无力而坠落者为阳性。该试验对诊断冈上肌损伤具有高度的特异性，但阳性率不高，多见于冈上肌完全撕裂的患者。

3. 疼痛弧征　患肩外展未到 60° 时疼痛较轻，被动外展至 60°～120° 范围时，疼痛较重，当上举超过 120° 时，疼痛又减轻，且可自动继续上举。因此把 60°～120° 这个范围称为"疼痛弧"。疼痛弧试验阳性，对冈上肌肌腱炎、冈上肌肌腱钙化、冈上肌损伤、肱二头肌长头肌腱炎和损伤、肩峰下撞击综合征有诊断意义。

（二）外旋肌力（冈下肌、小圆肌）

1. 外旋抗阻试验（external rotation resistence strength test，ERRST） 上肢自然下垂于身体两侧，肩处于内收位，屈肘 90°，肘部处于体侧并夹紧。嘱患者抗阻力将双肩外旋，使双手远离体侧。与对侧相比，力量减弱者（可伴肩痛）为阳性，提示冈下肌、小圆肌损伤。

2. 坠落试验（drop test） 患者取坐位，肩关节在肩胛骨平面外展 90°，屈肘 90°，检查者使肩关节达到最大程度的外旋，然后放松，嘱患者自行保持该位置。若患者无力保持最大外旋，手从上方坠落，至肩内旋则为阳性，提示冈下肌、小圆肌损伤。

3. 外旋减弱征（external rotation lag sign） 患者肘关节屈曲 90°，肩关节在肩胛骨平面外展 20°。检查者一只手固定肘关节，另一只手使肩关节外旋达最大程度，然后放松，嘱患者自行保持最大外旋。外旋度数逐渐减少者为阳性，提示冈下肌、小圆肌损伤。

4. 吹号征 正常做吹号动作时需要一定程度地肩关节外旋。如果主动外旋肌力丧失，则需要肩关节外展来代偿。检查方法：在轻度外展时做对抗性肩关节外旋，如果无力，则提示肩袖撕裂涉及冈下肌。

（三）内旋肌力（肩胛下肌）

1. 抬离试验（lift off 试验） 又称 Gerber's test。患者将手背置于下背部，手心向后。嘱患者将手抬离背部，必要时可以适当给予阻力。不能完成动作者为阳性，提示肩胛下肌损伤。

2. 拿破仑试验（Napoleon test） 患者将手置于腹部，手背向前，屈肘 90°，注意肘关节不要贴近身体。检查者将患者手向前拉，而嘱患者抗阻力做压腹动作。因姿势类似拿破仑的典型姿态而得名。两侧对比，力量减弱者为阳性，提示肩胛下肌损伤。

3. 内旋抗阻试验（internal rotation resistence strength test，IRRST） 又称 0° 外展位内旋抗阻试验。患者正坐在没有靠背的凳子上，屈肘 90°，上臂靠近身体侧面，使肩关节处于 0° 外展位，两手掌心相对，轻握拳，前臂旋前，肩关节内旋。检查者立于患者身后，伸直上肢，腕部置于患者前臂上，阻挡患者前臂内旋。两侧对比，力量减弱者为阳性，提示肩胛下肌损伤。

4. 内旋减弱征（internal rotation lag sign）　患者将手置于下背部，屈肘约90°，手心向后。检查者将患者的手和前臂向后拉离背部至最大肩内旋度数，然后松手，嘱患者自行保持该位置，患肩无力保持者为阳性。阳性者提示肩胛下肌受损。该试验对于肩胛下肌损伤尤其是部分损伤阳性率较高。

四、撞击综合征的检查

（一）肩峰下撞击

1. 尼尔撞击征（Neer's impingement sign）　又称 Neer Test。检查者立于患者背后，一手固定其肩胛骨，另一只手保持其肩关节内旋位，使患肢拇指尖向下，让患肩前屈过顶，如果诱发出疼痛，即为阳性。该试验的机理是人为地使肱骨大结节与肩峰前下缘发生撞击，诱发疼痛。

2. 前屈内旋试验（Hawkins sign）　检查者立于患者后方，使患者肩关节内收位前屈90°，肘关节屈曲90°，前臂保持水平。检查者用力使患侧前臂向下致肩关节内旋，出现疼痛者为试验阳性。该试验的机理是人为地使肱骨大结节和冈上肌腱从后外方，向前内撞击肩峰、喙突、喙肩韧带形成的喙肩弓。

必要时进行肩峰下滑囊封闭后，即刻再次进行"撞击诱发试验"，试验阴性者，则肩峰下撞击症的诊断更加明确。

3. 前屈上举试验　检查者以手扶患肢前臂，使之在中立位前屈、上举，肱骨大结节肩袖附着点撞击肩峰前缘并产生疼痛，即为阳性。

4. 疼痛弧（pain arc）　嘱患者肩外展或被动外展患肢，当外展到60°~120°范围时，冈上肌腱在肩峰下摩擦，肩部出现疼痛为阳性征，这一特定区域的外展痛称疼痛弧。疼痛弧试验阳性，提示冈上肌肌腱炎。

5. 封闭试验　患者有外展抗阻痛，用1%利多卡因10mL，肩峰下滑囊封闭，封闭后外展抗阻痛明显减轻或消失，即为阳性。

（二）喙突撞击试验

肩关节在不同角度水平内收位，向前屈曲和内收时，出现疼痛并伴有咔嗒声者为阳性。

（三）肩锁关节撞击试验

交臂试验（cross-arm test）　屈肘70°左右，两上肢在胸前尽量交叉。

五、盂肱关节稳定性试验

（一）下方不稳

沟槽征（sulcus sign） 患者坐位，放松肩部肌肉，检查者一手固定肩胛骨，一手在患者肘部施加向下的力，如果肩峰下出现横沟，>2cm 者为阳性。阳性说明下方不稳，一般均有多向性不稳存在（1cm 以内一度，1～3cm 二度，3cm 以上三度）。

（二）前方不稳

1. 恐惧试验（apprehension test） 患者仰卧位，检查者一手握住患者的前臂，另一只手在后方托起患者的上臂，轻而慢地外展和外旋上臂，当患者感到肩后疼痛并有即将脱位的预感而产生恐惧，拒绝进一步外旋时，恐惧试验阳性。在肩关节外展外旋的同时，对肱骨头再施加向前的应力，可进一步引发患者恐惧感或疼痛，为加强试验阳性，主要用于检查前方不稳。

2. 再复位试验（relocation test） 在做恐惧试验后，于肱骨头施加向后的应力，当患者恐惧感减轻或消失，即再复位试验阳性。

在做上述两项检查时，要注意避免出现医源性脱位。

3. 加载移位试验（load and shift test） 患者仰卧位，检查者一手抓住患肢前臂近肘关节处，另一手置于患肢肱骨头下方。抓住前臂的手用力将肱骨头压迫进盂窝，然后用另一手向前、后方移动肱骨头，并判断肱骨头移位程度。最常采用的分级方式为修正的 Hawkins 评分。0 级：肱骨头无或有轻微移位；1 级：肱骨头移位并骑跨于盂唇缘；2 级：肱骨头有脱位，但可自己恢复；3 级：肱骨头脱位，不能自行恢复。

4. 前抽屉试验 患肩置于外展 80°～120°，前屈 0°～20°，外旋 0°～30°，检查者一手固定患侧肩胛，一手抓住上臂向前牵拉肱骨头。根据肱骨头前向移位程度可分为三级。1 级：肱骨头移位大于健侧，但不超过肩胛盂；2 级：肱骨头移位并骑跨在盂缘；3 级：肱骨头嵌卡在盂缘外。

（三）后方不稳

1. 加载移位试验（load and shift test） 同上。

2. 后抽屉试验 患肩外展 80°～120°，前屈 20°～30°，屈肘 120°，检查者一手固定患侧肩胛，一手抓住上臂，在患肩前屈至 60°～80°时施于肱骨头向后的应力。根据肱骨头后向移位程度可分为三级。1 级：肱骨头移位大于健侧，但不超过肩胛盂；2级：肱骨头移位并骑跨在盂缘；3级：肱骨头嵌卡在盂缘外。

3. 焦克试验（Jerk test）　肩关节前屈90°，施加轴向压力，再逐渐外展肩关节，观察是否有肱骨头复位感觉。

4. 反焦克试验　肩关节外展90°，施加轴向压力，再逐渐内收肩关节，观察是否有弹响或疼痛，如出现疼痛更有意义。

（四）上方不稳

1. 曲柄试验（Crank test）　肩关节在肩胛骨平面内，外展100°～120°，外旋肩关节，出现疼痛及响声为阳性。注意保护肩关节以避免脱位。

2. 动态挤压试验（active compression test）　又称 O'Brien 试验。让患者取坐位，上肢伸直，肩关节前屈90°，内收10°～15°。第一步使患者前臂旋前、拇指向下，对抗阻力尽力上举患肢。第二步保持肩关节前屈内收位置不变，使患者前臂旋后，掌心向上，再次抗阻尽力上举患肢。如果第一步时肩关节疼痛，而第二步时疼痛明显减轻，则为阳性，提示肩关节盂上唇损伤（SLAP 损伤）。

六、肱二头肌长头肌腱和肩胛盂缘上唇（SLAP, superior labrum from anterior to posterior）损伤评估

（一）叶加森试验（Yergason test）

检查时嘱患者屈肘90°，检查者一手扶住患者肘部，一手扶住腕部，嘱患者用力屈肘、外展、外旋，检查者给予阻力，如出现肱二头肌腱滑出，或结节间沟处产生疼痛为阳性，前者为肱二头肌长头腱滑脱，后者为肱二头肌长头肌腱炎。

（二）斯比德试验（Speed test）

前臂旋后，肘部伸直，患臂前屈90°，检查者施加一定阻力，嘱患者继续前屈臂部，出现结节间沟处疼痛即为阳性，提示肱二头肌长头肌腱炎。

（三）勒丁顿氏征（Ludington sign）

患者两手手指在头顶交叉，上臂外展，肱二头肌主动收缩，如结节间沟处疼痛即为阳性。

（四）动态挤压试验（active compression test）

动态挤压试验又称 O'Brien 试验。让患者取坐位，上肢伸直，肩关节前屈90°，内收10°～15°。第一步使患者前臂旋前、拇指向下，对抗阻力尽力

上举患肢。第二步保持肩关节前屈内收位置不变，使患者前臂旋后，掌心向上，再次抗阻尽力上举患肢。如果第一步时肩关节疼痛，而第二步时疼痛明显减轻，则为阳性，提示肩关节盂上唇损伤（SLAP 损伤）。需要注意的是，如果患者存在肩锁关节病变，该试验亦可呈阳性，但此时引出的肩关节疼痛仅局限于肩锁关节本身。

第 四 章

肩部影像学检查

肩部常用的影像学检查有 X 线、CT、MRI、B 超、肩关节造影检查等。

第一节　肩关节 X 线检查

X 线检查是观察、诊断肩部骨折、脱位，并指导临床治疗的最简便有效的常用方法，但不能直接清晰显示软组织的细微结构及肩关节的复杂结构。

一、肩关节创伤

肩关节是人体全身活动范围最大、最灵活的关节，但肩胛盂较浅，关节囊、韧带薄弱松弛，容易因外伤而脱位。

（一）肩关节脱位

肩关节脱位常见于青壮年及老年人，根据肩关节损伤机制可分为前脱位和后脱位。关节囊前下部缺少韧带和肌腱的加强，故容易发生前下脱位，占有 95% 以上。患者有明显外伤史，临床表现为肩关节疼痛、无力、肿胀和活动受限。体检见"方肩"畸形、搭肩试验（Dugas sign）阳性。X 线易于显示肩关节脱位，常伴有肱骨大结节撕裂性骨折，但前后方向移位则在前后位片中容易漏诊。肩关节后脱位非常少见，是直接或间接外力从前向后撞击肱骨头而发生的后脱位，在脱位过程中常发生肩胛骨关节盂后缘盂唇软骨损伤或骨折，X 线检查的正位片显示肱骨轻度外展，关节间隙仍然存在，容易漏诊（图 4 - 1、4 - 2）。

（二）肱骨外科颈骨折

肱骨外科颈骨折较为常见，骨折部位发生在解剖颈下 2 ~ 3cm，多见于成人，可分为裂隙样骨折、外展骨折、内收骨折三种类型。肱骨外科颈骨折常合并有大结节撕裂性骨折（图 4 - 3）。

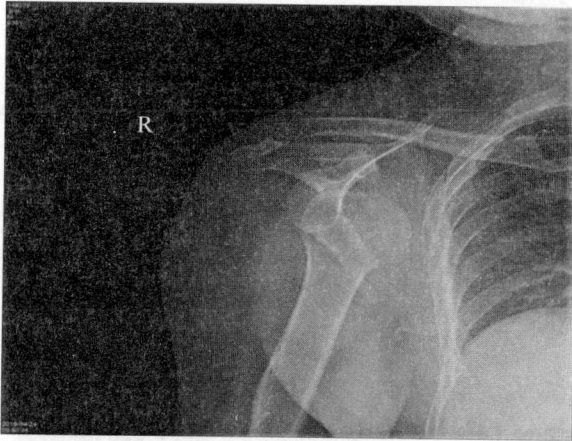

图 4 – 1　肩关节盂下脱位

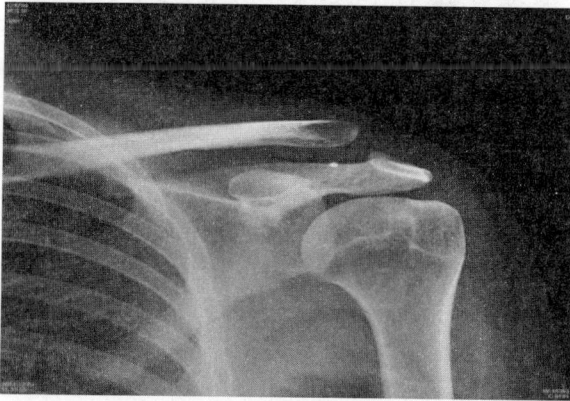

图 4 – 2　肩锁关节脱位

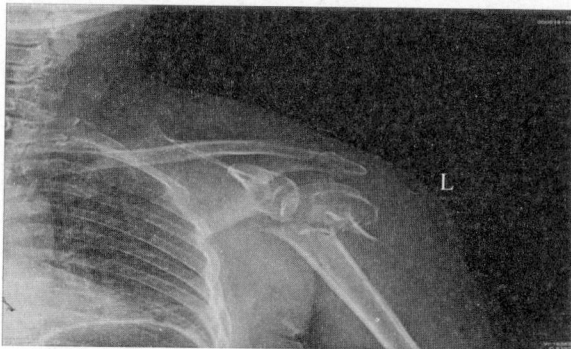

图 4 – 3　肱骨外科颈骨折并大结节撕裂性骨折

（三）肩胛骨骨折

肩胛骨骨折多数由车祸、高处坠落造成。猛烈的外力作用，致使肩胛骨骨折，常伴有多发骨折及肋骨骨折、胸壁损伤及血气胸。X 线观察欠佳，可用 CT 三维检查。

（四）锁骨骨折

锁骨骨折是肩关节最常见的骨折之一，多由运动不当引起，常发生于青壮年，骨折容易愈合，X 线检查可确定骨折的部位及严重程度（图 4-4）。

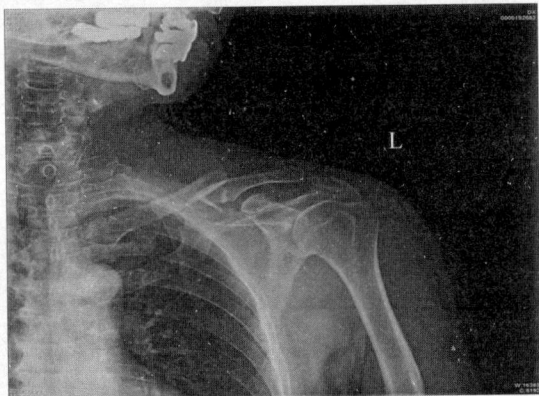

图 4-4 锁骨骨折

（五）肩锁关节脱位及半脱位

肩锁关节脱位或半脱位多见于青壮年，多因直接暴力由上部向下冲击肩峰而引起，或间接暴力过度牵引肩关节向下而致。轻度损伤仅有关节头撕裂而无移位，严重损伤时，肩锁韧带、喙锁韧带等断裂。

（六）肱骨上端骨骺分离

肱骨上端有肱骨头、大结节、小结节等三个二次骨化中心，5~8 岁时融合成一个骨骺，这个骨骺于 20 岁时闭合。发生骨骺分离的最大年龄是 19 岁，肱骨头骨骺分离多为内收型损伤，也有肱骨头向后分离，干骺端后侧有骨折片。

二、肩关节其他病变

肩关节其他病变中，常见的有骨囊肿及骨肉瘤。

（一）肱骨上段骨囊肿及动脉瘤样骨囊肿

本病为原因不明的骨良性病变，好发于肱骨干骺端的松质骨或骨干的髓腔内，不跨越骨骺板，病灶大多为卵圆形，其长径与骨长轴一致，居于中心，少见偏心生长，患者多无症状，80% 有外伤史，多数在外伤后 X 线检查时发现。

（二）肱骨上段骨肉瘤

本病多见于青少年，20 岁以内占半数以上。原发病变多开始于干骺端，然后向骨干浸润。其生长速度快，病程短，全身中毒症状明显。X 线诊断的最重要依据是有肿瘤骨形成。骨膜反应明显，周围软组织明显肿胀并见有钙化。

第二节　肩关节 CT 检查

常规 X 线检查一般是肩关节的首选检查方法，但肩关节解剖结构比较复杂，周围软组织难以显示清晰，肩关节 CT 检查是 X 线检查的最重要补充。CT 检查是横断面成像，可以避免肩关节解剖结构的重叠，能清晰显示骨和关节结构，而且密度分辨率高，能显示 X 线检查难以发现的淡薄骨化和钙化影，以及区分不同性质的软组织。CT 检查能很好地显示骨端和骨性关节面，关节软骨常不能显示，但在适当的窗宽窗位时，可见关节囊、周围肌肉和囊内外韧带的断面，也能清晰显示关节内液体。CT 检查还能显示软组织结构横断面解剖，可以分辨密度差异较小的脂肪、肌肉和血管等组织和器官。CT 增强检查有助于区别软组织肿块与邻近组织，也有利于区别肿瘤和瘤周水肿，还有利于了解肿瘤内是否有囊变、坏死。肩关节的复合损伤时应首选 CT 检查。另外肩关节细微骨折 X 线检查难以发现时，也要选择 CT 检查加以补充，尤其是三维 CT 检查（图 4 - 5）。

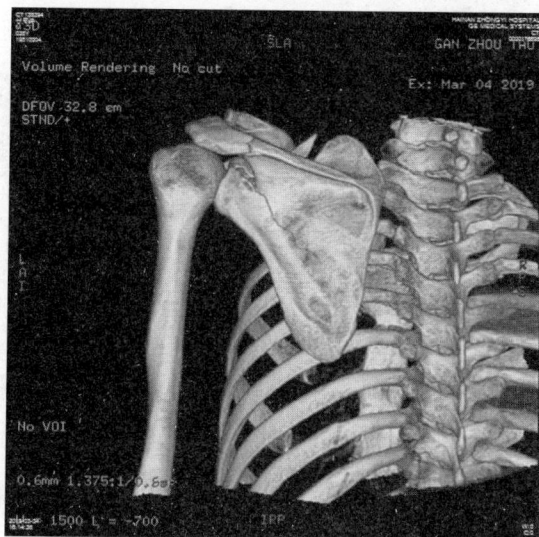

图 4 - 5　肩胛骨骨折 CT 三维成像

第三节　肩关节 MRI 检查

　　MRI 图像具有良好的天然对比的优势，能很好地显示肩关节诸骨、关节和软组织的解剖形态。加之可以任意方向扫描，能显示 X 线甚至 CT 不能显示或显示不佳的一些组织和结构，比如关节软骨、关节囊内外韧带等，并且对软组织病变较 X 线及 CT 敏感，能显示 X 线和 CT 不能显示的一些病理变化，比如软组织水肿、骨骺病变、肌腱和韧带的变性等。对于隐匿性骨折、骨挫伤、骨髓水肿及一些没有发生移位的显性骨折，X 线无法诊断或诊断困难时，MRI 是唯一的选择。MRI 检查无电离辐射，故 MRI 在肩关节检查中得到了广泛应用，尤其在肩袖损伤方面（图 4-6、图 4-7）。肩关节 MRI 检查，正常肌腱和韧带在任何序列上均呈低信号，撕裂后按直接征象分为三期：一期在 T_1WI 上或 PDWI 上损伤处为局限性、线状或弥漫性高信号，外形仍正常，T_2WI 无改变；二期则 T_2WI 可有局限性、线状或弥漫性高信号，此时可考虑肌腱炎或肌腱变性；三期 T_2WI 上肌腱全层出现高信号，为肌腱断裂区内积液，代表完全撕裂中断。完全撕裂的间接征象有 T_1WI 上肩峰下三角肌下脂肪界面消失，肩峰下三角肌滑囊内有长 T_2 异常高信号，冈上肌和其他肩袖肌萎缩。肩袖损伤可分为三级：Ⅰ 级为肌腱炎，肌腱信号强度均匀性增加，但无形态学改变，肩峰下和三角肌下滑囊完整；Ⅱ 级为部分性撕裂，肌腱连续性存在，肌腱变细，或边缘不规则，肌腱的

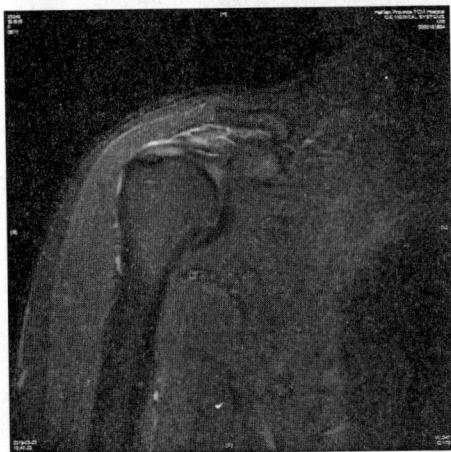

图 4-6　肩袖损伤

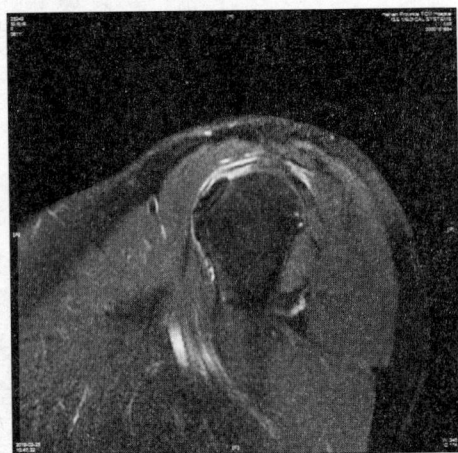

图 4-7　肩袖损伤

滑膜面或关节面破坏，破损区的液体在压脂序列上呈异常高信号；Ⅲ级为完全撕裂，肌腱局部或连续性中断，肱骨头直接与肩峰下表面接触，肌肉、肌腱结合处回缩，肩峰下或三角肌下滑囊积液。

磁共振成像具有可重复性，对软组织损伤反应灵敏，有很高的敏感性，达95％以上。但是高敏感性导致较高的假阳性率。

第四节　B超和肩关节造影检查

B超检查是近年来发展起来的敏感而无创的肩部诊断技术，对冈上肌、冈下肌、小圆肌、肩胛下肌等组成的肩袖、肱二头肌等肩部软组织病变的诊断很有帮助，如肱二头肌长头脱位、肩袖撕裂等。超声检查可以发现普通X线检查观察不到的肩部软组织病变，价格又较CT、MRI检查便宜，且没有造影检查可能出现的过敏反应、血管迷走神经反应等副作用，方便反复检查，适用于各种年龄，值得推广应用。

肩关节造影对诊断肩关节囊及其附近软组织损伤的临床意义较大，主要用于检查肩袖损伤、关节囊破裂、冻结肩、习惯性肩关节脱位时软组织的情况。

第 五 章

肩痛的病因病机

按照头痛、腹痛、腰痛、胃痛等中医病名的命名逻辑，肩痛也是一种疾病。可以从下述几个方面来认识其病因病机。

一、外伤与劳损

肩部位于人体外侧上部，容易受到外部力量的撞击及跌扑损伤。肩关节是人体活动范围最大、最灵活的关节，容易牵拉损伤。突然过度的外力和内力，如旋转力、摆动力、冲压力、撞击力，容易引起肩部损伤。这些损伤，或致骨折、关节脱位、筋伤，气滞血瘀而引起疼痛。由于肩部是上肢与躯干的连接枢纽，上肢和肩关节活动频繁，往往容易积劳成损，筋肉受伤，经络阻滞，气血不通，不通则痛。

二、感受外邪与病邪内生

由于风、寒、湿、热等外邪闭阻经络，致使气血运行不畅，引起肩部关节、筋骨、肌肉等处疼痛、重着、酸楚，或关节屈伸不利、肿大、僵硬，或灼热红肿等。素体阳盛，内有蓄热，或阴虚有热，复感风寒湿邪，可从阳化热，或经久不愈则蕴积化热，可发为风湿热痹。病程日久者，可出现痰瘀痹阻、气血不足、肝肾亏虚。劳逸不当，将息失宜，精气亏虚；素体虚弱，腠理疏松，卫外不固；恣食肥甘厚腻、海腥发物及饮酒，或阳气虚衰、运化失常而寒湿内生，都和肩部痹证发病有关。风、寒、湿、热等邪气停留肩部，阻滞经络筋肉，气血运行受阻，不通而痛。

三、人体阴阳脏腑气血的衰退变化

《素问·上古天真论》记载："女子……四七，筋骨坚，发长极，身体盛壮。五七，阳明脉衰，面始焦，发始堕……丈夫……四八，筋骨隆盛，肌肉满壮。五八，肾气衰，发堕齿槁。六八，阳气衰竭于上，面焦，发鬓颁白。七八，肝气衰，筋不能动……"论述了肾气在人体生长发育过程中的重要作用。中年以后，随着肾气渐衰，人体脏腑阴阳气血亦逐渐衰退，肾衰骨弱、肝衰筋弱、脾衰肉弱。肝肾亏损，精血虚少，筋骨失养，筋骨肉弱，不堪劳作，易受损伤；正气不足，易受外邪侵犯。这是中老年人肩痛的发生发展的基础。从西医学角度来说，40 岁以后，随着年龄的增长，人体生理功能逐渐减退，肌容积减少，肌力减退，肌肉、肌腱、韧带等软组织开始出现弹性降低、质地变脆，机械性能发生刚性、柔性的下降，这些因素都与本病的发生有关。在治疗中老年人肩痛时，要特别关注患者随年龄变化的状况，注意补肝健脾益肾。

四、身体其他脏腑、器官、组织疾患的影响

人体是一个有机整体，肩部邻近部位和其他部位脏腑器官组织的疾患可通过经络系统影响到肩部，导致肩痛。如心、肺、胆等脏腑疾病、颈椎病引起肩痛。

第 六 章

肩痛的治疗方法

肩痛原因众多、机理有异，可出现在不同的疾病中。临床上要根据病情，针对性选择治疗方法。

一、针灸疗法

（一）针刺疗法

根据患者形体的大小胖瘦、病情和治疗的需要，选用一定规格的毫针，选取肩部腧穴（包括阿是穴），辨证配合远部腧穴来治疗。可用透刺法，加用电针、温针灸，也可用圆利针取代毫针来治疗，还可用火针、小针刀治疗。

（二）艾灸疗法

可在患肩用艾条温和灸、回旋灸、雀啄灸，也可以在患部用艾炷灸、雷火灸，还可使用多功能艾灸仪治疗。

（三）其他疗法

可在肩部拔火罐治疗。如有肩部瘀血，可用注射针头放血治疗，还可用腹针、浮针、腕踝针等疗法。

二、推拿手法治疗

部分肩痛由筋伤引起。推拿手法有活血祛瘀、消肿止痛，理筋顺络、整复错位，舒筋活络、消除痉挛，松解粘连、滑利关节，调和气血、祛除外邪、促进修复等作用。肩部筋伤，有的为急性，有的为慢性，大都可用推拿手法治疗。可以根据病情选用舒筋通络类手法，如按摩法、揉擦法、滚法、击打法、拿捏法、点压法、搓抖法，或用活络关节类手法，如屈伸法、旋转摇晃法、拔伸牵引法等。通过手法治疗，达到骨正筋柔、气血畅通、痛止神怡之目的。应用推拿手法治疗肩痛，要明辨肩痛的分期、各种手法的适应证和禁忌证，控制治疗力度，正确使用各种手法，杜绝医源性损伤。

三、药物治疗

中药内服，按辨证论治原则使用。膏药种类较多，可选择性应用外敷。常见药物有吲哚美辛巴布膏、藏密蓝贴痛可贴、复方辣椒贴片等。中药外用膏药也需辨证使用，如风寒湿痹者可选用祖师膏药、血瘀痹阻者可选用活血止痛膏等。疼痛剧烈，影响生活、工作、休息者，可口服消炎镇痛药，如塞来昔布胶囊、依托考昔片、双氯芬酸钠缓释片、双氯芬酸钠肠溶片等。

四、物理疗法

物理疗法简称理疗，是指应用自然界和人工的物理因子作用于人体，产生一系列生物学效应以防治疾病的方法。有电、电磁波（光）、磁、声、水、热、冷冻等多种形式。总体来说，理疗有下述作用：①改善血液循环，促进新陈代谢，改善局部组织营养，提高组织细胞活力，加快病理和代谢产物的吸收或排除，消除炎症，促使伤口愈合。②对神经系统有抑制作用，能镇静、止痛和缓解痉挛，抑制大脑皮层中的病理兴奋灶；对神经系统又有兴奋作用，有助于治疗神经麻痹、感觉障碍、肌无力、肌肉萎缩等。③提高免疫功能，提高心血管系统的调节能力，增强抵御疾病和适应环境变化的能力。

物理治疗慢性肩痛，目的在于改善肩部血液循环、提高新陈代谢、改善肩部营养、加快清除病理产物和慢性炎症、松解粘连、减轻疼痛并缓解痉挛。可选用热敷、蜡疗、泥敷、玉石疗法、砭石疗法、熏蒸疗法、热熨等理疗方法。也可根据病情需要和各种治疗仪的优势，选用超短波治疗仪、微波治疗仪、特定电磁波谱治疗仪（神灯）、频谱治疗仪、红外线治疗仪、红光治疗仪、中频治疗仪、红外偏振光疼痛治疗仪、脉冲磁疗仪、冲击波治疗仪、经皮神经电刺激治疗仪、离子导入治疗仪、电子生物反馈治疗仪等治疗。但医者要严格掌握各种治疗仪的适应证、禁忌证和治疗剂量，保证安全。

五、封闭疗法

封闭疗法是把一定浓度和容量的醋酸泼尼松龙和利多卡因针剂（或它们的同类药物）注射到病变区域，利用麻醉药物的神经阻滞效应，附加类固醇制剂或者神经营养药物等，达到减少局部炎症、减少局部病变对中枢的刺激并改善局部营养，从而促进疾病痊愈的治疗方法。可用 2% 利多卡因 3～5mL、醋酸泼尼松龙 25mg、注射用水 5～10mL，在肩部痛点注射，如喙突下滑囊、肩峰下滑囊、三角肌下滑囊、肱骨大小结节和结节间沟、冈上肌、冈下肌、大小圆肌附着点等。每点 1～3mL，每次 3～4 个痛点，每 1～2 周 1 次，连续 2～3 次。如使用局部麻醉药普鲁卡因，则需要做皮试。还可使用曲安奈德、地塞米松、复方倍他米松注射液等，配用维生素 B$_{12}$ 等。

局部麻醉药作用于神经末梢或神经干，暂时阻断感觉神经冲动的传导，解除肌肉痉挛，使患部疼痛暂时消失。激素有抗炎作用，可消除炎症，松解组织粘连。维生素 B$_{12}$ 可营养神经，促进修复。

注意事项：

1. 封闭疗法有严格的适应证，不能滥用。一般来说，要有固定的压痛点或疼痛点。如果没有这种情况，就不建议使用。部分患者治疗后局部出现软组织萎缩，故治疗前要与患者沟通好。

2. 有普鲁卡因不良反应史，以及在使用磺胺类药物治疗期间者，不能使用普鲁卡因，可用利多卡因。

3. 年老体弱或一般情况不佳者慎用。

4. 严格无菌操作，注意消毒，预防感染。一般卧位治疗为宜。注射点先做皮丘麻醉，注射后遇针眼出血，可用无菌敷料压迫止血。

5. 注射药液前应先回抽，遇回血即改变部位或方向。注射应缓慢，随时注意患者情况，如有异常反应，立即停止注射。

6. 注射完毕，局部用无菌敷料覆盖，让患者稍事休息。

7. 不良反应及处理。

（1）轻反应　可有头晕、心悸等。应立即停止注射，让患者平卧，一般可迅速自行消失，不需特殊处理。

（2）重反应　极少见，主要表现为恶心、呕吐、胸闷、痉挛、呼吸困难、昏迷、惊厥等。应立即抢救，取平卧位，呼吸衰竭者行人工呼吸和氧气吸入；有惊厥者缓慢静注 0.25% 硫喷妥钠，成人用量不超过 0.5g。

8. 禁忌证包括严重肝脏疾病；晚期严重脓毒血症及败血症；大血管晚期炎症或坏死，如四肢深部、盆腔、纵隔等处静脉炎等；封闭可能加速坏死组织脱落而引发大出血者；肿瘤及结核病。

六、功能锻炼

功能锻炼，又称练功，古称导引，即通过患者自我主动锻炼，以促进肢体功能恢复、增进健康、防治疾病。肩痛常用局部练功，如练习耸肩、摆动上肢、握拳等，以防止组织粘连、肌肉萎缩、关节僵硬，促进肩部功能恢复。

第 七 章

肩痛的疗效评价

肩痛病症以肩部疼痛和肩关节功能障碍为主要临床表现。肩痛病症疗效评价重点关注肩痛的减轻和肩关节功能的改变。

第一节　肩痛评价

可以选用以下评价方法。

一、视觉模拟评分法（visual analogue scale – VAS）

在纸上划一条水平直线（一般长为10cm），左端为0，表示无痛；右端为10，代表剧痛；中间部分表示不同程度的疼痛。让患者理解两个端点的意义，在线上最能反映自己疼痛程度之处划一交叉线，表示疼痛的程度。评估者根据患者划线位置估计患者的疼痛程度。老年人和文化教育程度低的患者使用此评分法可能有困难，但大部分人可以在训练后使用。

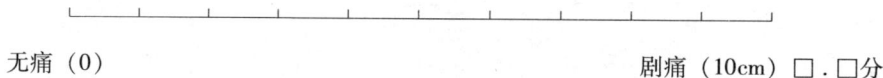

无痛（0）　　　　　　　　　　　　　　　　剧痛（10cm）□.□分

二、疼痛评估数字分级法（numerical rating scale – NRS）

用0~10代表不同程度的疼痛，0为无痛，10为剧痛。询问患者：你的疼痛有多严重？或让患者自己圈出一个最能代表自身疼痛程度的数字。疼痛程度分级标准为：

0：无痛；1~3：轻度疼痛；4~6：中度疼痛；7~10重度疼痛。

三、根据主诉疼痛的程度分级法（verbal raiting scale – VRS）

让患者根据自身感受说出，语言描述评分。这种方法简单易懂，但笼统而不够精确，个人忍受程度不一，主观性大。具体方法是将疼痛划分为4级：①无痛。②轻微疼痛。③中度疼痛。④剧烈疼痛。

0 级：无疼痛。

Ⅰ级（轻度）：有疼痛但可忍受，生活正常，睡眠无干扰。

Ⅱ级（中度）：疼痛明显，不能忍受，要求服用镇痛药物，睡眠受干扰。

Ⅲ级（重度）：疼痛剧烈，不能忍受，需用镇痛药物，睡眠受严重干扰，可伴自主神经紊乱或被动体位。

四、世界卫生组织（WHO）将疼痛程度划分为五度

0 度：不痛。

Ⅰ度：轻度痛，为间歇痛，可不用药。

Ⅱ度：中度痛，为持续痛，影响休息，需用止痛药。

Ⅲ度：重度痛，为持续痛，不用药不能缓解疼痛。

Ⅳ度：严重痛，为持续剧痛伴血压、脉搏等变化。

五、简式 McGill 疼痛问卷（SF – MPQ）

简式 McGill 疼痛问卷，见表 7 – 1。

表 7 - 1　简式 McGill 疼痛问卷（SF - MPQ）

Ⅰ. 疼痛分级指数（pain rating index，PRI）的评定

疼痛性质		疼痛程度		
A. 感觉项	无	轻	中	重
跳痛	0	1	2	3
刺痛	0	1	2	3
刀割痛	0	1	2	3
锐痛	0	1	2	3
痉挛牵扯痛	0	1	2	3
绞痛	0	1	2	3
热灼痛	0	1	2	3
胀痛	0	1	2	3
触痛	0	1	2	3
撕裂痛	0	1	2	3
B. 情感				
软弱无力	0	1	2	3
厌烦	0	1	2	3
害怕	0	1	2	3
受罪、惩罚感	0	1	2	3

感觉项总分＿＿＿＿＿＿＿＿　　　　　　情感项总分＿＿＿＿＿＿＿＿

Ⅱ. 视觉模拟定级（visual analogus scale，VAS）评定法

无痛（0）｜＿＿＿＿＿＿＿＿＿＿＿＿＿＿｜剧痛（10）

Ⅲ. 现有疼痛强度（present pain intensity，PPI）评定分级

0—无痛　　　　　　1—轻度不适

2—不适　　　　　　3—难受

4—可怕的痛　　　　5—极为痛苦

第二节 肩关节功能常用评估方法

一、Constant – Murley 肩关节功能评分 （CMS）

CMS 是在欧洲应用最为广泛的评分系统，其特点是纳入了主观评估结果和客观评估结果，并赋予不同的权重。

I 疼痛（pain，最高分 15 分）

评分：

无疼痛 15 分

轻度痛 10 分

中度痛 5 分

严重痛 0 分

II ADL（activity of daily life，最高分 20 分）

ⅰ. 日常生活活动的水平：

全日工作 4 分

正常的娱乐和体育活动 4 分

不影响睡眠 2 分

ⅱ. 手的位置：

上抬到腰部 2 分

上抬到剑突 4 分

上抬到颈部 6 分

上抬到头顶部 8 分

举过头顶部 10 分

III ROM（ range of movement）

前屈、外展、外旋、内旋活动分别按下列标准评分。

（每种活动最高 10 分，4 项最高 40 分）：

前屈

0°～30°	0 分
31°～60°	2 分
61°～90°	4 分
91°～120°	6 分

121°~150°	8 分
151°~180°	10 分

外展

0°~30°	0 分
31°~60°	2 分
61°~90°	4 分
91°~120°	6 分
121°~150°	8 分
151°~180°	10 分

外旋：

手放在头后，肘部保持向前	2 分
手放在头后，肘部保持向后	2 分
手放在头顶，肘部保持向前	2 分
手放在头顶，肘部保持向后	2 分
手放在头顶，再充分向上伸直上肢	2 分

内旋：

手背可达大腿外侧	0 分
手背可达臀部	2 分
手背可达腰骶部	4 分
手背可达腰部（L_3 水平）	6 分
手背可达 T_{12} 椎体水平	8 分
手背可达肩胛下角水平（T_7 水平）	10 分

IV 肌力：MMT（manual muscle test）（最高 25 分）

0 级	0 分
I 级	5 分
II 级	10 分
III 级	15 分
IV 级	20 分
V 级	25 分

二、内尔评分（Neer scale）

内尔评分是应用最广泛的评分系统，尤其是在北美地区，其特点是考虑了解剖结构重建。

（一）疼痛（35 分）

1. 无疼痛，或疼痛可被忽略	35
2. 轻微疼痛，偶尔出现，不影响活动	30
3. 轻微疼痛，不影响日常活动	25
4. 中度疼痛，能忍受，活动能力有减退，需服镇痛药	15
5. 疼痛严重影响活动	5
6. 疼痛导致完全不能活动	0

（二）功能（30 分）

1. 力量

正常	10
良	8
中	6
差	4
仅有肌肉收缩	2
0 级肌力	0

2. 手能触及的范围

头顶	2
嘴	2
腰部	2
对侧腋窝	2
胸罩扣搭	2

3. 稳定性

搬运	2
敲击	2
投掷	2
推	2
举东西过头顶	2

（三）运动范围（25 分）

前屈（矢状面）

180°	6
170°	5
130°	4
100°	2

80°	1
＜80°	0
后伸（矢状面）	
45°	3
30°	2
15°	1
0°	0
外展（冠状面）	
180°	6
170°	5
140°	4
100°	2
80°	1
＜80°	0
外旋（从标准解剖学姿势开始，肘关节屈曲）	
60°	5
30°	3
10°	1
＜10°	0
内旋（从标准解剖学姿势开始，肘关节屈曲）	
90°（触及 T_6）	5
70°（触及 T_{12}）	4
50°（触及 L_5）	3
30°（触及背部）	2
＜30°	0

（四）解剖（10 分）（包括旋转、成角、关节吻合不佳、大结节上移、内固定断裂、肌炎、骨不连、缺血性坏死）

无	10
轻度	8
中度	4
重度	0～2

总分（100 分）

>90 分为优，80～89 分为良，71～79 为中，≤70 分为差。

三、美国肩肘外科评分（American shoulder and elbow surgeons scale，ASES）

疼痛（占总分的36%）

无	5
轻度	4
一般活动后	3
中度	2
重度	1
完全残废	0

稳定（占总分的36%）

正常	5
恐惧感	4
很少半脱位	3
复发性半脱位	2
复发性脱位	1
完全脱位状态	0

功能（占总分的28%）

正常	4
轻微受限	3
行动不便	2
需他人帮助	1
丧失功能	0

四、加州大学肩关节评分系统（UCLA scoring system）

有两个评分系统，一个是 Ellman 用于肩袖损伤修复的终检结果评分。其总分为35分：疼痛10分，功能10分，主动前屈活动度5分，前屈力量测试5分，患者满意度5分。可以分为3个级别：优（34~35），良（29~33），差（<29）。其中疼痛、功能活动及满意度由患者主观评价，前屈活动度和肌力由医生体检来客观评价。另一个是用于肩关节置换的结果评定，合并了活动度和力量测试，去掉了患者满意度一项。但是人们更

愿意使用 Ellman 的方法。Placzek 等通过相关系数统计分析发现 UCLA 评分的各子量表之间相关性低，能较好地避免重复评价。但 UCLA 评分存在以下问题：①量表中增加了患者服用止痛药种类及程度的内容，容易与患者实际情况不符，从而影响评分的效度。②功能活动仅笼统地分成几个等级，评定时患者难以选择。③肌力和活动度仅测量肩关节前屈活动，不能代表整个肩关节的情况。④满意度仅分为满意与不满意两类，较难反映真实情况。

疼痛

持续性疼痛并且难以忍受；经常服用强镇痛药物	1
持续性疼痛可以忍受；偶尔服用强镇痛药物	2
休息时不痛或轻微痛，轻微活动时出现疼痛，经常服用水杨酸制剂	4
仅在重体力劳动或激烈运动时出现疼痛，偶尔服用水杨酸制剂	6
疼痛偶尔出现并且很轻微	8
无疼痛	10

功能

不能使用上肢	1
仅能轻微活动上肢	2
能做轻家务劳动或大部分日常生活	4
能做大部分家务劳动、购笔、开车；能梳头、自己更衣，包括系乳罩	6
仅轻微活动受限；能举肩工作	8
活动正常	10

向前侧屈曲活动

150°以上	5
120°～149°	4
90°～119°	3
45°～89°	2
30°～44°	1
＜30°	0

前屈曲力量（手测量）

5 级（正常）	5
4 级（良）	4

3 级（可）	3
2 级（差）	2
1 级（肌肉收缩）	1
0 级（无肌肉收缩）	0
患者满意度	
满意，较以前好转	5
不满意，比以前差	0

注：总分为 35 分。优 34~35 分，良 29~33 分，差 <29 分。

五、国内近年使用较多的一种肩关节功能评分方法

肩关节功能评分方法，见表 7-2。

表 7-2　肩关节功能评价量表

（这是国内目前使用较多的肩关节功能评价量表，其中内旋评分有两组不同的标准）

项目	评分标准						得分	小计
1. 疼痛（P）（30 分）	无　　　　　　　　　　　　　　　　30							
	有时略微疼痛，活动无障碍　　　　25							
	轻度疼痛，普通活动无障碍　　　　20							
	中度疼痛，能够忍受　　　　　　　10							
	高度疼痛，活动严重受限　　　　　5							
	因疼痛而完全不能活动　　　　　　0							
2. 肩关节活动范围 ROM（R）（25 分）		6	5	4/3 *	2	1	0	
	前屈	≥150°	149~120°	119~90°	89~60°	59~30°	≤29°	
	外展	≥150°	149~120°	119~90°	89~60°	59~30°	≤29°	
	外旋		≥60°	59~40°	39~20°	19~10°	≤9°	
	内旋		≥60°	59~40°	39~20°	19~10°	≤9°	
			≥80°	79~60°	59~40°	39~20°	≤19°	
	后伸		≥45°	44~30°	29~15°	≤14°		
3. 肌力（M）（5 分）	5 级 5	4 级 4	3 级 3	2 级 2	1 级 1	0 级 0		

续表

项目	评分标准				得分	小计
4. 日常生活活动能力 ADL（A）（35分）		容易完成	勉强、疼痛、困难	无法完成		
	穿上衣	5	3	0		
	梳头	5	3	0		
	翻衣领	5	3	0		
	系围裙	5	3	0		
	使用手纸	5	3	0		
	擦对侧腋窝	5	3	0		
	系腰带	5	3	0		
5. 肩关节局部形态（F）（5分）	无异常	轻度异常	中度异常	重度异常		
	5	3	2	0		

（备注：*外旋、内旋、后伸为3分）　　　　总分：　　　分

评定者：　　　　　　　　　　评定日期：　　　年　　月　　日

说明：肩关节功能评定根据疼痛（P）、ROM（R）、ADL（A）、肌力（M）和关节局部形态（F）等5个方面进行综合评估，总分为100分。P：根据患者自觉疼痛和影响活动评分，总分为30分；R：根据患侧肩关节 ROM 评分，总分为25分；A：根据7项 ADL 评分，总分为35分；M：根据 Lovette 分类法，徒手肌力检查肩关节5大肌群（前屈、后伸、内旋、外旋和外展）的肌力进行综合评分，总分为5分；F：根据肩关节有无脱位、畸形、假关节形成及其程度进行评分，总分为5分；在治疗前后分别进行评测，分值越高，肩关节功能越好。

第 八 章

常见肩痛的辨病辨证论治

　　按照西医辨病、中医辨证，中西医结合治疗的理念来探讨常见肩痛的辨病辨证论治。

第一节　肩关节周围炎（冻结肩）

　　肩关节周围炎，简称肩周炎，是肩关节囊及其周围软组织发生慢性无菌性炎症、软组织广泛粘连，引起以肩关节疼痛和主动、被动活动障碍为特征的疾病。国外文献资料表明，其发病约占肩部疾患的 42%；国内文献资料显示，肩周炎城市发病率约为 8%。肩关节周围炎原是西医学病名。1872 年法国医生杜坡莱（Duplay）最早命名了"肩关节周围炎"，后渐渐为中医学使用。中华人民共和国中医药行业标准《中医病证诊断疗效标准》（1995.01.01 实施）使用"肩周炎"病名，目前肩关节周围炎、肩周炎也已成为中医学病名。考察《中医病证诊断疗效标准》肩周炎的诊断依据，对照西医权威的肩周炎诊断标准，可以说中西医所称的肩周炎是同质的，是人体同一个疾病。中西医两种不同的医学体系从不同的角度对肩周炎形成各自独立的认识。

　　在中医学，有人认为肩周炎是睡眠时肩部暴露受凉引起，故称漏肩风、露肩风；由于本病好发于 50 岁左右的患者，故又称五十肩；因本病临床以肩部主动、被动活动均受限为特征，肩部形似凝固冻结，明清医家称之为肩凝症、肩凝风、锁肩风。本病属于痹证，发生于肩部，故有人称之为肩痹。本病女性发病率高于男性，左右肩发病率无明显差异，多为慢性发病。

　　高危人群包括较长时间肩部固定者（外伤或手术后）、患有系统性疾病者（糖尿病、甲亢、甲减、心血管疾病、帕金森病）。曾经肩关节外固定者，发生率为普通人群的 5~9 倍，而糖尿病患者该病的发生率高达 10%~20%。近年研究表明，用于抗病毒治疗的蛋白酶抑制剂可能与冻结肩发生有关。细胞遗传学研究提示，冻结肩患者可能存在 7 号和 8 号染色体的三倍体异常。肩周炎虽为自限性疾病，但病程长达数月乃至数年，肩痛和活动障碍严重影响了患者的生活和工作，故提倡积极治疗。

一、病因与发病机理

1. 中医病因病机 五旬左右，年老体衰，肝肾不足，精血渐虚，筋骨失于濡养，加之长期劳损，经筋受伤，风寒湿等外邪乘虚而入，闭阻肩部经络，致气血凝滞，不通而痛，经筋肌肉粘连，活动不利。气血运行不畅，日久筋肉失养，致肩部肌肉萎缩。故精血虚损，不能荣筋为内因，劳损、风寒湿邪侵袭为外因。或因肩部急性损伤后治疗不当、外伤后肩部固定过久，气滞血瘀，痹阻经脉所致。

2. 西医病因病理 在西医学，肩周炎现通称冻结肩（frozen shoulder）、粘连性肩关节囊炎（adhesive capsulitis of shoulder）。1934 年美国医生考德曼（Codman）把肩痛伴肩关节功能障碍者命名为"冻结肩"。冻结肩分为原发性和继发性两类。原发性冻结肩，又称特发性肩周炎，即无明确病因者。西医学认为本病与自身免疫异常有关。50 岁左右为更年期，此时性激素水平下降，神经、内分泌、免疫功能失调，导致肩袖、肱二头肌长头肌腱等磨损部位出现自身免疫反应，引起弥漫性关节囊炎。继发性冻结肩，则是继发于患侧肩部、上肢、锁骨创伤和手术之后的肩痛和关节僵硬。倪维寿（Neviaser）在 1946 年通过组织活检发现，此类病例存在肩关节囊挛缩、关节囊滑膜下慢性炎症和纤维化，提出了粘连性关节囊炎的概念。

肩部软组织退变是发病的基本因素，各种慢性致伤力是激发因素。中年以后，肩部组织如关节软骨、滑囊、腱鞘、肌腱、韧带均可出现不同程度的退行性改变。肩关节囊及周围软组织发生慢性无菌性炎症，炎症过程释放的炎症介质造成血液动力学改变及浆液性渗出。渗出物机化使肌腱与腱鞘及关节周围组织发生粘连，组织弹性降低，并最终导致关节囊挛缩，形成"冻结"，限制肩关节的主动和被动活动。

冻结肩实质上是一种肩袖间隙疾病。肩袖前上部有喙突穿出，致使冈上肌腱前缘和肩胛下肌腱上缘分开，形成的解剖间隙称为肩袖间隙。肩袖间隙为冈上肌腱与肩胛下肌腱之间的解剖间隙，在冠状面上呈现为类似三角形的结构，内侧边（底边）为喙突根部，上边为冈上肌腱前缘，下边为肩胛下肌腱上缘，三角形顶点为结节间沟的肱横韧带。在矢状面上观察，肩袖间隙的底部为肱骨头软骨，肩袖间隙的顶部为肩袖间隙区前方关节囊。

肩袖间隙内容物包括喙肱韧带、盂肱上韧带、肱二头肌长头肌腱、肩关节肩袖间隙前方关节囊。冻结肩是肩袖间隙表面组织因感染所致的挛缩性疾病。

冻结肩以肩外旋受限最显著，而喙肱韧带是限制肩外旋的主要因素，故认为冻结肩的原发病灶是肩袖间隙处的喙肱韧带。Mengiardi 等通过 MRI 检查证实肩周炎病例中有喙肱韧带和肩袖间隙处关节囊的明显增厚，喙肱韧带与喙突之间的脂肪三角完全消失。冻结肩的另一个重要特征是关节腔容量减少。正常肩关节可容纳 15～18mL 液体，而冻结肩肩关节腔容量小于 10mL，且大多数小于 5～6mL。随着对肩关节解剖和冻结肩的深入研究，关节囊增厚、关节腔容量减少、喙肱韧带增厚已被认为是冻结肩 MRI 的主要表现。

肩周炎共分为 4 期。

1 期：起病 0～3 个月。主动及被动活动疼痛，肩关节前屈、外展、内旋、外旋受限。麻醉下检查肩关节活动范围正常或功能受限不明显，关节镜检查显示弥漫性盂肱关节囊滑膜炎，主要位于前上部关节囊。病理改变为肥大增生，血管增生性滑膜炎，鲜有炎性细胞浸润，其下关节囊正常。

2 期：结冰期，病程 3～9 个月。主动及被动活动时慢性疼痛，肩关节显著的前屈、外展、内旋、外旋活动障碍。麻醉下检查肩关节活动范围和未麻醉清醒时一致，关节镜检查显示弥漫性带蒂的滑膜炎，插入关节镜时，肩关节囊紧张、坚韧感。病理改变为肥大增生，伴有周围血管及滑膜下瘢痕的肥大血管滑膜炎，在肩关节囊深层有纤维增生、瘢痕形成。

3 期：冻结期，病程 9～15 个月。疼痛减轻，肩关节活动明显受限。麻醉下检查肩关节活动范围和未麻醉清醒时一致，关节镜检查显示没有血管增生，只有纤维增生的滑膜炎，关节囊增厚，关节腔容量减少。病理改变为不伴有肥大、血管增生的滑膜炎，深层关节囊有致密性瘢痕。

4 期：消融期或融化期，病程 15～24 个月。疼痛减轻，肩关节活动度逐渐提高，逐步恢复。

二、临床表现

1. 肩痛　急性期以肩痛为主要表现。初起肩部阵发性疼痛，以后疼痛逐渐加剧，为酸痛、钝痛，或刀割样痛，且呈持续性，气候变化或劳累常使疼痛加重。疼痛多在肩前外侧部，可向颈项及上肢（特别是肘部）扩散。当肩部偶然受到碰撞或牵拉时，常可引起撕裂样剧痛。肩痛昼轻夜重，影响睡眠，患侧卧位不能入睡。若因受寒而致痛者，则对气候变化特别敏感。

2. 肩关节活动受限 急性期过后以活动受限为主要表现。肩关节各个方向活动均可受限，以外旋、外展、内旋、上举更为明显。有"扛肩"现象，即肩关节主动或被动外展时，同侧肩胛骨亦随之向外上方移动，肩部随之高耸。随着病情进展，由于长期废用引起关节囊及肩周软组织的粘连，肌力逐渐下降，加上喙肱韧带固定于缩短的内旋位等因素，使肩关节各方向的主动和被动活动均受限，特别是梳头、穿衣、洗脸、叉腰等动作均难以完成，严重时肘关节功能也可受影响，屈肘时手不能摸到同侧肩部，尤其在手臂后伸时不能完成屈肘动作。

3. 压痛 多数患者在肩关节周围可触及明显的压痛点，压痛点多在结节间沟、肩峰下滑囊、喙突、肱骨大结节等处。

4. 怕冷 患肩怕冷，不少患者终年用棉垫包肩，即使在夏天，肩部也不敢吹风。

5. 肌肉痉挛与萎缩 三角肌、冈上肌等肩部肌肉早期可出现痉挛，晚期可发生失用性萎缩，出现肩峰突起、上举不便、后伸不能等典型症状，此时疼痛症状反而减轻。

6. 肩外展试验阳性 检查者用一手触摸患侧肩胛下角，一手将患侧上肢外展，如感到肩胛骨随着向外上方移动，则为肩外展试验阳性，提示肩关节粘连。

7. X 线检查 病程早期，特征性改变主要是肩峰下脂肪线模糊变形乃至消失。所谓肩峰下脂肪线是指三角肌下筋膜上的一薄层脂肪组织在 X 线片上的线状投影。当肩关节过度内旋位时，该脂肪组织恰好处于切线位，从而显示线状。肩周炎早期，当肩部软组织充血水肿时，X 线片上软组织对比度下降，肩峰下脂肪线模糊变形乃至消失。中晚期，肩部软组织钙化，X 线片可见关节囊、滑液囊、冈上肌腱、肱二头肌长头肌腱等处有密度淡而不均的钙化斑影。晚期，X 线片可见钙化影致密锐利，部分病例可见大结节骨质增生和骨赘形成等。此外，在肩锁关节可见骨质疏松、骨质增生、骨赘形成或关节间隙变窄等。

8. MRI 检查 可以确定肩关节周围结构信号是否正常，是否存在炎症，可以作为确定病变部位和鉴别诊断的有效方法。

三、诊断要点

1. 原发性肩周炎往往中年以后发病。

2. 肩关节疼痛，活动受限超过 4 周。夜间肩痛加重，影响睡眠。肩关节疼痛严重，影响日常生活和工作。

3. 痛性肩关节活动受限，肩主动、被动上举或外旋受限。有"扛肩"现象，肩外展试验阳性。

4. 一般情况下，影像学检查无异常，但 X 线检查、MRI 检查有助于鉴别诊断。

四、鉴别诊断

1. 肩袖损伤　肩袖损伤的临床表现可与肩周炎重叠，但其活动受限为主动受限，被动活动通常不受限。部分冈上肌肌腱断裂者有 60°～120° 的外展疼痛弧，但仍可自动抬起上臂；肩袖完全断裂者，严重影响肩的外展功能，不能抬起上臂。

2. 胸廓出口综合征　因颈肋、前斜角肌附着部先天性肥大，前、中斜角肌先天性分离不全，使出口减少，挤压锁骨下动、静脉和臂丛神经引起，表现为单侧肩臂痛，手臂发麻、乏力，患臂持重物或上举时症状加重。艾德森氏试验（Adson test）阳性。X 线片有时可发现存在颈肋。特殊体征可与肩周炎做出鉴别。

3. 神经根型颈椎病　C_4、C_5、C_6 神经根受累，会出现肩部、肩胛区的疼痛。C_4 受累，疼痛在肩胛上区；C_5 受累，疼痛在肩部；C_6 受累，疼痛在肩胛骨内侧缘。颈椎退变或颈椎间盘突出引起神经根损害，可出现肩痛，伴有颈痛、颈部僵硬、上肢麻木和放射痛。但无肩部压痛，肩部活动正常。

4. 肺沟瘤　发生于肺尖部，可能浸润颈部神经血管，引起肩部疼痛、上肢感觉异常及血管受压症状，易误诊为肩周炎。检查时在锁骨上窝有时可摸到坚硬的肿物，肺 X 线片即可鉴别。

5. 肩部肿瘤　全面询问病情、仔细检查，加上辅助检查，鉴别不难。但据报道，在 34 例骨及软组织肿瘤患者中，近 26% 的患者最初被误诊为冻结肩。故在保守治疗无效时，应考虑肩部肿瘤的可能性。特别是三角肌损伤或肿瘤，触诊和 MRI 检查可资鉴别。

6. 甲亢性肌炎　甲亢系自身免疫性疾病，多为中青年发病，多器官损害。由于甲状腺激素分泌过多，蛋白质分解代谢加速，而呈负氮平衡。甲亢引起肌炎，最易损害肩胛带肌而致肩周疼痛、肌无力、肌萎缩，产生类似肩周炎的表现，临床要注意鉴别。

7. 肩手综合征　为原因未明的上肢自主神经功能异常而引起的疼痛综

合征，一般发生在损伤后。主症为肩、臂、手部疼痛，运动障碍，伴有血管运动障碍，肢体肿胀或浮肿，皮肤温度升高，发热，充血，手指取伸直位时舒适，被动屈曲则疼痛。肩关节活动受限，但无局限性压痛。

五、治疗

本病为自限性疾病，病程为数月到数年，自行恢复很慢，提倡积极治疗。治疗的关键在于打断肩关节囊及其周围软组织慢性无菌性炎症的病理过程。对肝肾亏损、精血虚少、筋骨失养者，用药选穴都应考虑这个发病因素。

（一）中医

1. 针灸 局部取患侧肩前、肩髃、肩髎、肩贞、巨骨、天宗、阿是穴，辅以远部辨证配穴。急性期、实证用泻法，留针 20～30 分钟；慢性期、虚证用补法，留针 20～30 分钟。瘀肿较重者，可用放血疗法。可配合使用电针，用连续波，刺激强度以患者能接受为度。还可使用艾灸、温针、火针、腕踝针、浮针、腹针等。

本病也可应用圆利针伞形刺加温针治疗。取穴：①肩髃、肩髎、臂臑、臑会、肩前、肩贞。②臑俞、巨骨、喙突点、肱骨结节间沟点、肱骨小结节嵴点、肱骨大结节嵴点，两组穴位交替使用。具体操作：患者取健侧卧位，暴露患肩，穴位及治疗点用安尔碘常规消毒。根据患者形体大小和胖瘦，选取 0.4mm×40mm（1.5 寸）/0.4mm×50mm（2.0 寸）圆利针，在穴位及治疗点进行伞形刺。伞形刺是以约 45° 的角度向左右上下斜刺，而后直刺留针。每往一个方向针刺后，把针退至皮下，不出针，再向另一方向针刺。左右两刺所成截面与上下两刺所成截面垂直，五刺呈伞架形，故称之为伞形刺。直刺治疗点时，要求针尖刺中或穿过肌腱和韧带附着点。温针灸操作：留针时施予温针，在全部刺入上述 6 穴/治疗点后留针，取 12mm×15mm 艾炷放置于针柄上，距离皮肤约 1.5cm，点燃艾炷。待艾炷燃完，除去灰烬，再燃一炷。每针两炷。待艾炷全部燃完，除去灰烬，出针，治疗完毕。每天 1 次，10 次为 1 疗程。

2. 中药

（1）内服

1）风寒湿阻证 见于病变各期。肩痛，肩重，恶风寒，得温痛减，遇寒痛重，肩关节活动受限，舌质淡，苔薄白或腻，脉弦紧或弦滑。治宜祛风散寒，除湿通络，方用《妇人大全良方》三痹汤加减。

2）气滞血瘀证 多见于1、2、3期。外伤致气血瘀滞，肩部瘀肿，疼痛拒按，按之刺痛或有硬结，肩关节活动受限，动则疼痛，舌质暗或有瘀点、瘀斑，苔白，脉弦涩。治宜行气活血，通络止痛，方用身痛逐瘀汤加减。

3）气血亏虚证 多见于3、4期。肩部酸痛日久，肌肉萎缩，肩关节活动受限，劳累后疼痛加重，伴有气短无力，食欲不振，眩晕，舌质淡，苔薄白，脉细弱。治以补气养血，舒筋活络，方用当归鸡血藤汤或黄芪桂枝五物汤加减。

（2）外用

中药熏洗治疗 中药煎汤熏洗的方法具有舒筋通络的功效，能使药力渗透皮肉筋骨，通透关节，逐层传里，达到祛除外邪、活血祛瘀、消肿止痛、软坚散结、松解粘连的作用。可应用具有祛风散寒、舒筋通络、活血化瘀等作用的药物进行中药熏洗。此法对遇风寒痛增、得温则减，畏风恶寒者尤宜。另可选用吲哚美辛巴布膏、藏密蓝贴痛可贴、麝香追风膏、奇正消痛贴膏、风湿膏、云南白药膏等药物配合治疗。

3. 手法治疗 1期疼痛严重者不宜用重手法，以免加重炎症反应。2、3、4期可用手法舒筋活络、松解粘连。患者取端坐位、俯卧位或仰卧位。以右侧为例，医者先在肩前、肩后和肩外侧做摩、滚、揉、拿、捏等手法，再用左手拇、食、中指对握三角肌束，做垂直于肌纤维走行方向的拨法，继而拨动痛点附近的冈上肌、胸肌以充分放松肌肉，接着用左手扶住患肩，右手握患手，做牵拉、抖动、旋转活动，最后帮助患肢做外展、内旋、前屈、后伸等动作，以解除粘连，恢复功能。手法治疗时，会引起不同程度的疼痛。要用力适度，以患者能耐受为度，切忌简单粗暴。隔天1次，10次为1疗程。

对长期治疗无效，肩关节广泛粘连、活动障碍者，可用扳动手法松解肩部粘连。应在颈丛麻醉或全麻下进行，使肌肉放松，避免骨折。对合并肩关节半脱位或严重骨质疏松症患者慎用或禁用。

4. 小针刀治疗 主要针对粘连期。此时肩周软组织广泛粘连，滑膜肥厚、充血明显，肩关节活动明显受限，可应用小针刀松解粘连，并配合手法进行治疗。

5. 固定方法 一般不需要固定。1期疼痛严重者可适当制动，或用三角巾悬吊患肢于胸前。制动时间不宜太长，疼痛缓解后尽早练功锻炼。

6. 练功活动 肩周炎重在自我锻炼，如果配合得当，会起到事半功倍的效果。要鼓励患者尽早做外展、上举、内旋、外旋、前屈、后伸、环转活动。锻炼要循序渐进，久久为功。常用的锻炼方法如下。

（1）手爬墙壁法　有两种方法。一种是面对墙壁，患者双手摸前面的墙，从低到高，用食指和中指交替慢慢向上爬，爬到自己能够耐受的高度，逐日增加上肢外展和上举程度，然后慢慢向下回到原处，反复数次。另一种是患者侧身站立于墙边，与墙壁保持一定距离，在墙壁上画一高度标志，以手指接触墙壁，逐步向上移动，做肩外展上举动作，逐日增加上肢外展和上举程度。

（2）手拉毛巾法　拿条长毛巾，两只手各拽一头，分别放在身后，一手在上，一手在下，上下拽。刚开始活动时会受到一些限制，但不要着急，动作慢慢地由小到大，感觉也会越来越好。

（3）甩手锻炼法　患者站立位，做肩关节前屈、后伸及内收、外展运动，动作幅度由小到大，反复进行。

（4）双手托枕法　患者站立位，双手十指交叉，掌心向上，放在头后部，先使两肘尽量内收，然后尽量外展。

（5）门框牵拉法　患者站立位，患侧手握门框，逐渐下蹲，用自己的身体重量来牵拉肩关节，反复数次，幅度由小到大。

（6）摇肩锻炼法　弓箭步，健侧手叉腰，另一手握空拳靠近腰部，做前后环转摇动，幅度由小到大，动作由慢到快。

（7）手拉滑车法　滑轮挂绳，患者以患侧手牵拉挂绳一端，以健手向下牵拉挂绳另一端，左右来回牵拉，活动患肩。

（二）西医

1. 封闭疗法　取醋酸泼尼松龙25mg加入1%利多卡因注射液4mL，行痛点封闭治疗。每周1次，治疗2～3次。

2. 理疗　可选用电子波谱、中频、超短波、微波、冲击波、磁疗、蜡疗、离子导入、光疗、热敷治疗，以减轻疼痛、消退炎症、促进恢复。

3. 透明质酸钠注射疗法　透明质酸钠可溶解粘连组织，增加关节囊内的润滑性、抗炎，对破坏的软骨有修复作用，并可促进注射部位药液和局部水肿的消散及吸收。针对肩关节周围炎的关节囊内及囊外软组织粘连的病变，可给予选择性的注射治疗。

4. 肩关节镜手术疗法　一般通过功能锻炼、服药、外贴膏药、针灸、理疗等正规医院保守治疗后疗效不佳者，可行微创肩关节镜下手术松解治疗。

六、预防与调护

1. 肩周炎急性期要减少肩部活动，减轻持重，必要时制动保护；慢性期尽早适度活动肩关节。

2. 保持适度的肩部运动，增强肩部软组织的强度。从青少年时期做起，积极参加体育锻炼，持之以恒，增强体质。跑步、广播操、健美操、扩胸动作、肩关节功能活动等，都是可选择的锻炼方法。

3. 平时注意肩部保暖，避免风寒湿邪侵袭。寒凉时节
睡觉要防止肩关节外露。天气炎热或刚结束运动出汗多时，不要持续过久吹风吹空调，在风扇、空调或者阴凉通风处，肩部外露过久可能感受风寒。淋雨后，应立即洗热水澡，以周身微微汗出为宜。长居寒湿之地或从事煤矿井下工作、海上作业者，要采取劳动保护措施，防寒防潮，避免过度劳累伤及肩关节。不要在潮湿的地方睡卧，以防风寒湿邪。

4. 劳动强度不宜过大。肩关节运动过度会导致其周围软组织的劳损，积劳积损成疾，久而久之，会诱发疾病的发生。

5. 在日常生活中要注意避免损伤肩部。肩关节部位一旦有疼痛或不适感，应及时就医，尽早治疗。对容易影响肩部的有关疾病如颈椎病、偏瘫、上肢外伤等，要积极治疗。

第二节　肩袖损伤

肩袖又称肩腱袖、肩旋转腱袖，是由冈上肌、冈下肌、小圆肌、肩胛下肌的肌腱在肱骨头前方、上方、后方形成的袖套样结构（图 8 - 1）。肩胛下肌止于肱骨小结节，其余三肌自前至后抵止于肱骨大结节上，在近肱骨大结节止点处融合为一。因四块肌肉的附着处形如衣袖口，故名肩袖。肩胛下肌内旋肱骨，冈下肌和小圆肌外旋肱骨，故称旋转袖。在肩袖内，冈上肌、冈下肌、小圆肌之间没有明显分界线，在肩胛下肌止端上缘和冈上肌腱之间有一个间隙，其间有一层弹性薄膜，连接喙肩韧带和关节囊，以加强肩袖间隙组织。喙肱韧带在冈上肌、冈下肌之间的深浅两面使肩袖的联结得到加强。肩袖位于肩峰和三角肌下方，居于肩峰下滑囊和盂肱关节囊之间，把两者隔开。如肩袖破裂，两者就相通。肩袖环绕肱骨头的近端，将肱骨头纳入肩关节盂内，使关节稳定，有外展和旋转肩关节的作用。

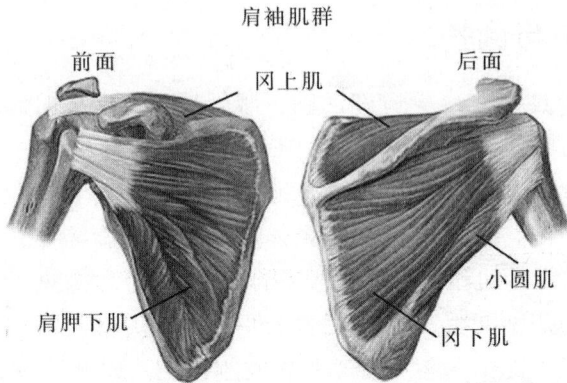

图 8 - 1　肩袖肌群

　　肩袖损伤就是构成肩袖的冈上肌、冈下肌、小圆肌、肩胛下肌的肌腱损伤，分慢性劳损和急性损伤，其中冈上肌肌腱损伤最多见。肩袖损伤又分为肩袖腱炎、肩袖挫伤（扭伤、拉伤）和肩袖断裂三种情况。肩袖腱炎常为慢性劳损，而肩袖挫伤（扭伤、拉伤）和肩袖撕裂常为急性损伤。绝大多数肩袖损伤是肩袖腱炎。随着年龄增长，肩袖肌腱退变，或因累积性损伤致肌腱变性变脆、弹性和延展性降低，轻微外力即可形成慢性损伤；肩关节剧烈运动或外伤，则可形成急性损伤。如肩关节剧烈运动或外伤时，导致肩袖挫伤（扭伤、拉伤），或引起冈上肌腱和肩胛下肌肌腱抵止处撕裂，则可出现肩袖松弛，肩关节不稳定或向下半脱位。

一、病因和发病机理

　　1. 中医病因病机　　肩袖损伤属于中医筋伤。慢性劳损，积劳伤筋，外感风寒湿邪，阻滞经络，气血不畅，不通则痛，则活动受限；急性暴力伤筋，气血瘀滞，不通则痛，亦可导致活动受限。急性损伤处置不当，恢复不良，迁延不愈，转为慢性损伤。随年龄增长，中年以后，肝肾气血渐亏，筋失所养，筋弱易伤，与本病发生有关。

　　2. 西医病因病理　　肩袖损伤与肌腱退变、慢性劳损、外伤密切相关。肩袖损伤的发病有退变学说、血运学说、撞击学说、创伤学说四种理论。

　　（1）退变学说　　Yamanaka 通过尸检标本的研究发现，肌腱退变的组织病理表现为肩袖内细胞变形、坏死、钙盐沉积、纤维蛋白样增厚、玻璃样变性、部分肌纤维断裂，有原纤维形成和胶原波浪状形态消失，小动脉增殖，肌腱内软骨样细胞出现。肩袖止点退化的表现为潮线的复制和不规则，正常的四层结构（固有肌腱、潮线、矿化的纤维软骨和骨）不规则或消失，或出现肉芽样变。这些变化在 40 岁以下的成人中很少见，但随年龄增长呈现加重趋势。

Uhtoff 等研究揭示了肌腱止点病变的病理特点，即肌纤维在止点处排列紊乱、断裂，骨赘形成。肱骨头软骨边缘与冈上肌腱止点间的距离——袖沟的退变程度与袖沟宽度成正比。肌腱止点变性降低了肌腱的张力，成为肩袖断裂的重要原因。

棒球、游泳、举重运动员和搬运工，需要肩关节在活动范围的极限下反复运动，使肌腱充血、水肿、增厚，引起局部组织粘连和肌腱退变。肌腱退化变性、部分断裂乃至完全断裂，在老年患者中是常见病因。

（2）血运学说 考德曼（Codman）描述的"危险区"位于冈上肌腱远端 1cm 内，这一无血管区域是肩袖撕裂最常发生的部位。尸体标本的灌注研究证实了危险区的存在，即肌腱滑囊面血供比关节面好，这与肌腱关节面撕裂多于滑囊面的研究结果一致。Brooke 发现，冈下肌腱远端 1.5cm 内也存在乏血管区。但冈上肌的撕裂发生率远高于冈下肌腱，因此除了血供因素外，应当还存在其他因素。肱骨内旋、外旋时，肩袖受到肱骨头压迫，造成血管受挤压而局部缺血，使肌腱发生退行性变。

（3）撞击学说 中老年人的肩关节在活动过程中，肩袖组织长期受到肩峰下撞击、磨损，使肌腱发生退行性变。肩撞击征首先由 Neer Ⅱ 于 1972 年提出，他认为肩袖损伤是肩峰下发生撞击所致。这种撞击大多发生在肩峰前 1/3 部位和肩锁关节下面喙肩弓下方。Neer Ⅱ 依据撞击征发生的解剖部位而将其分为冈上肌腱出口撞击征和非出口撞击征。他认为 95% 的肩袖断裂是由撞击征引起。冈上肌腱在肩峰与大结节之间通过，肱二头肌长头肌腱位于冈上肌深面，越过肱骨头上方止于顶部或盂上粗隆。肩关节运动时，这两个肌腱在喙肩弓下往返移动。肩峰及肩峰下结构的退变或发育异常，或因动力原因引起的盂肱关节不稳定，均可导致冈上肌腱、肱二头肌长头肌腱及肩峰下其他肌腱的撞击性损伤。早期为滑囊病变，中晚期出现肌腱的退化和断裂。

但一些临床研究表明，肩袖撕裂的病例中有相当一部分与肩峰下撞击无关，而是单纯由于损伤或肌腱退化所致。此外，存在肩峰下撞击解剖异常的病例也并非都会发生肩袖破裂。因此，肩峰下撞击是肩袖损伤的一个重要病因，但并非唯一因素。

（4）创伤学说 创伤是肩袖损伤的重要病因。劳动作业损伤、运动损伤及交通事故都是肩袖创伤的常见原因。常发生在需要肩关节极度外展的反复运动中（如棒球、游泳、举重、球拍运动）。Neviaser 等在 40 岁以上的患者中发现，凡发生盂肱关节前脱位者，若在复位后患肩仍不能外展，则其肩袖损伤的发生率为 100%，而腋神经损伤仅占 7.8%。在老年人中，未引起骨折或脱位的外伤也可引起肩袖撕裂。任何移位的大结节骨折都存在肩袖撕脱性骨折。根据致伤暴力大小，创伤可分为重度暴力创伤、反复的微小创伤，后者在肩袖损伤中比前者更重要。日常生活或运动中的反复微小损伤造成肌腱内肌纤维的微断裂，这种微断裂若无足够的时间修复，将进一步发展为部分或全层肌腱撕裂。这种病理过程在从事投掷运动的职业运动员中较为常见。

急性损伤常见暴力作用形式有上臂受暴力直接牵拉导致冈上肌腱损伤；上臂受外力作用突然极度内收，使冈上肌腱受到过度牵拉而导致损伤；腋部在关节盂下方受到自下向上的对冲性损伤，使冈上肌腱受到相对牵拉，并在喙肩弓下受到冲击而导致损伤；来自肩部外上方的直接暴力对肱骨上端产生向下的冲击力，使肩袖受到牵拉而发生损伤。此外，较少见的损伤有锐器刺伤、火器伤等。肩袖受肩峰的保护，直接暴力较少造成肩袖破裂；间接暴力多因跌倒时手外展着地或手持重物，肩关节突然外展上举，或上肢外展位骤然内收而致肩袖破裂。

急性肩袖损伤按损伤程度可分为挫伤（扭伤、拉伤）、不完全断裂及完全断裂 3 类。肩袖挫伤（扭伤、拉伤）使肌腱充血、水肿乃至发生纤维变性，是一种可恢复性损伤。肌腱表面的肩峰下滑囊伴有相应的损伤性炎性反应和渗出性改变。肩袖肌腱纤维的部分断裂可发生于冈上肌腱的关节面侧（下面）或滑囊面侧（上面），以及肌腱内部。不完全性断裂未获妥善处理或未能修复时常发展为完全性断裂。完全性断裂是肌腱全层断裂，使盂肱关节腔与肩峰下滑囊发生贯通性的损伤。此种损伤多见于冈上肌肌腱，其次为肩胛下肌肌腱，小圆肌肌腱较少发生。冈上肌肌腱与肩胛下肌肌腱同时被累及者也不少见。

肩袖损伤根据断裂程度可分为部分断裂、完全断裂。部分断裂是指肩袖某一部分的断裂，分为肩袖滑囊侧断裂、肩袖骨膜侧断裂、肩袖内肌纤维断裂和肩袖纵行断裂等 4 种病理类型。完全断裂是指肩袖整层破裂，盂肱关节腔与肩峰下滑囊直接相通，分为完全横行断裂、完全纵行断裂、完全断裂肩袖挛缩、完全断裂大部分撕裂等类型。

肌腱断裂后裂口方向与肌纤维方向垂直者，称为横形断裂；裂口方向与肌纤维方向一致者，称为纵形断裂。肩袖间隙的分裂也属于纵形断裂，是一种特殊的损伤类型。根据肌腱断裂的范围又可分为小型撕裂、大型撕裂与广泛撕裂3类。按 Lyons 的分类法：小型 <3cm；中型为 3~4cm；大型为 <5cm；超大型 >5cm，并有 2 个肌腱被累及。还有一种分类方法：小型断裂为单一肌腱断裂范围小于肌腱横径 1/2；大型断裂为单一肌腱断裂长度大于肌腱横径的 1/2；广泛断裂为范围累及 2 个或 2 个以上的肩袖肌腱，伴有肩袖组织的退缩和缺损。

一般认为，3 周以内的损伤属于新鲜损伤，3 周以上的损伤属于陈旧性损伤。新鲜肌腱断裂断端不整齐，肌肉水肿，组织松脆，盂肱关节腔内有渗出。陈旧性断裂断端已形成瘢痕，光滑圆钝，比较坚硬，关节腔内有少量纤维素样渗出物，大结节近侧的关节面裸区被血管翳或肉芽组织覆盖。

综上所述，肩袖损伤的内在因素是肩袖肌腱随年龄增长而出现的组织退化，以及其在解剖结构上存在乏血管区的固有弱点；创伤与撞击则加速了肩袖退化，促成了断裂的发生。正如 Neviaser 指出的那样，四种因素在不同程度上造成了肩袖的退变过程，没有一种因素能单独导致肩袖的损伤，其中的关键性因素应依据具体情况分析得出。当然，暴力可造成肩袖急性挫伤（扭伤、拉伤）和断裂。

二、临床表现

1. 外伤史 急性损伤史，或有重复性或累积性损伤史。

2. 疼痛 常见部位在肩前外侧，位于三角肌前方及外侧。急性期疼痛剧烈，呈持续性；慢性期呈自发性钝痛。在肩部活动或负荷增加后加重。被动外旋肩关节可使疼痛加重。肩痛往往夜间加重。

3. 压痛 多见于肱骨大结节近侧，或肩峰下间隙部位。在上臂伸直，肩关节内旋、外展时，肱骨大结节与肩峰间压痛明显。

4. 功能障碍 肩袖完全断裂时，主动肩上举及外展功能均严重受限，但被动活动无明显受限。肩袖部分断裂时，患者仍能外展上臂，但有 60°~120° 疼痛弧。

5. 肌肉萎缩 病程在 3 周以上者，肩周肌肉有不同程度的萎缩，以三角肌、冈上肌及冈下肌较常见。

6. 关节继发性挛缩 病程超过 3 个月者，肩关节继发挛缩，活动不同程度受限，以外展、外旋及上举受限较明显。

7. 特殊体征

（1）肩袖损伤的肌力检查　如外展肌力（冈上肌）的倒罐头试验、落臂试验、疼痛弧试验，外旋肌力（冈下肌、小圆肌）的外旋抗阻试验、坠落试验、外旋减弱征、吹号征，内旋肌力（肩胛下肌）的抬离试验、拿破仑试验、内旋抗阻试验、内旋减弱征等可能异常。

（2）盂肱关节内摩擦音　盂肱关节在主动或被动活动中出现摩擦声或砾轧音，常由肩袖断端的瘢痕组织引起。

8. 辅助检查

（1）X线检查　X线平片检查对本病诊断无特异性。在 1.5 m 距离水平投照时，肩峰与肱骨头顶部间距应不小于 12 mm，如小于 10 mm，一般提示存在大型肩袖撕裂，在三角肌牵引下肱骨头上移，X线平片显示肩峰下间隙狭窄。部分病例大结节部皮质骨硬化、表面不规则或有骨疣形成，骨松质呈现骨质萎缩和疏松。此外，若存在肩峰位置过低、钩状肩峰及肩峰下关节面硬化、不规则等 X 线表现，则提供了存在撞击因素的依据。

（2）MRI 检查　是肩袖损伤重要的诊断方法。依据受损肌腱在水肿、充血、断裂、钙盐沉积等方面的不同信号，显示肌腱组织的病理变化。

（3）超声诊断　超声诊断能对肩袖损伤做出清晰分辨，高分辨率的探头能显示出肩袖水肿、增厚等挫伤性病理改变。在肩袖部分断裂时，显示肩袖缺损或萎缩、变薄；在完全性断裂时，显示断端和裂隙，以及肌腱缺损范围。超声诊断对肌腱不全断裂的诊断优于关节造影。

（4）关节镜检查　一般用于疑诊为肩袖损伤、盂唇病变、肱二头肌长头肌腱止点撕裂病变及盂肱关节不稳定的病例。

（5）关节造影　盂肱关节腔在正常解剖情况下与肩胛下肌下滑液囊及肱二头肌长头肌腱腱鞘相通，但与肩峰下滑囊或三角肌下滑囊不相交通。若在盂肱关节造影中出现肩峰下滑囊或三角肌下滑囊的显影，则说明其隔断结构——肩袖已发生破裂，导致盂肱关节腔内的造影剂通过破裂口外溢，进入了肩峰下滑囊或三角肌下滑囊内。盂肱关节腔的造影对肩袖完全断裂的诊断十分可靠，但不能诊断肩袖部分性断裂。

盂肱关节造影不仅能显示肩袖破裂，而且可根据造影剂溢出的部位及范围判断裂口的大小，还能识别肩袖间隙分裂、盂肱关节挛缩、冻结肩及盂肱关节不稳定等病理改变。如做泛影葡胺及气体的双重对比造影（前者 4 ~5 mL，后者 20 ~25 mL），在肩外展 90°的轴位相还能清晰显示盂唇及关节囊的解剖形态。

（6）CT 检查 单独使用 CT 检查对肩袖病变的诊断意义不大。CT 检查与关节造影合并使用，对发现肩胛下肌、冈下肌的破裂及并存的病理变化有一定意义。在肩袖广泛性撕裂伴有盂肱关节不稳定时，CT 检查有助于发现肩盂与肱骨头解剖关系的异常及不稳定表现。

三、诊断要点

1. 多见于 40 岁以上患者，特别是重体力劳动者。如为青年人，多有严重损伤。患者因职业或工种使肩袖长时间遭受磨损。若为急性损伤致肩袖断裂，伤前肩部无症状，伤后肩部有一时性疼痛，隔日疼痛加重，持续 4 ~ 7 天，病者不能自由使用患肩。

2. 肩痛与压痛。

3. 功能障碍、肌肉萎缩和肩关节挛缩。

4. 肩袖损伤的肌力检查异常，与肩袖损伤累及的肌肉有关；盂肱关节内有摩擦音。

5. MRI、超声诊断、关节造影检查可提供明确依据。

及时诊断肩袖断裂较难，易漏诊、误诊。新鲜外伤性肩袖断裂，如未及时规范诊疗，常致慢性肩痛、活动受限。凡有肩部外伤史、肩前外侧痛，伴有大结节近端和肩峰下区域压痛，合并一项或多项特殊体征，应考虑肩袖断裂的可能。

四、鉴别诊断

1. 肩部骨折、脱位 肩痛、活动受限，X 线检查可明确诊断。

2. 肱二头肌长头肌腱断裂 多见于青壮年，多有明显外力牵拉史。断裂多位于肱骨结节间沟处。急性外伤断裂时剧痛，肘部屈曲无力，肱骨结节间沟压痛。慢性破裂者，屈肘力量逐渐减弱。抗阻力屈肘试验表现为无力感或疼痛加重。

3. 肱二头肌长头肌腱炎 起病缓慢，逐渐加重，肱骨结节间沟处疼痛和压痛明显，肱二头肌抗阻力屈肘局部疼痛加重。久则亦有功能障碍及肌肉萎缩。

4. 肩峰下滑囊炎 肩峰下疼痛、压痛，并可放射至三角肌，严重者有肩部肿胀。病程久时可引起局部肌肉萎缩，肩关节外展、外旋、上举活动受限。

5. 肩周炎 肩部疼痛和肩关节活动障碍逐渐加剧，主动和被动活动均受限，有"扛肩"现象，肩外展试验阳性。

6. 牵拉肩 即肱二头肌短头肌腱扭伤，多见于小儿和运动员。疼痛多在肩前部，喙突压痛，肩关节外展及后伸受限。患者为减轻疼痛，常使肩关节保持在内收、内旋位。

五、治疗

肩袖腱炎（冈上肌、冈下肌、小圆肌、肩胛下肌肌腱炎）

（一）中医

1. 针灸 局部取患侧肩髃、肩髎、肩贞、肩前、巨骨、肩井、天宗、阿是穴，辅以远部辨证配穴。急性期、实证用泻法，留针 20~30 分钟，可加用放血疗法；慢性期、虚证用补法，留针 20~30 分钟。均可配合使用电针，用连续波，刺激强度以患者可接受为度。还可使用艾灸、温针。

2. 中药

（1）内服

1）瘀滞证　见于急性发作期。肩痛肿胀，夜间疼痛加重，痛处固定，局部压痛，肩部活动时可闻及摩擦音，舌质暗红，或有瘀点瘀斑，舌苔薄白，脉弦或细涩。治以活血化瘀，通络止痛，用活血舒筋汤。

2）虚寒证　见于慢性期。肩部冷痛，遇冷加重，得温减轻，劳累后痛增。舌质淡，苔薄白，脉沉细无力。寒重者当温经散寒为主，方用当归四逆汤加味，或口服大活络丹、小活络丹；气血虚者，口服当归鸡血藤汤加党参、黄芪。

（2）外用　可选用藏密蓝贴痛可贴、复方辣椒贴片、麝香追风膏、奇正消痛贴膏、风湿膏、云南白药膏等。

3. 手法治疗

急性期手法宜轻柔，慢性期可稍重，治以活血化瘀、消肿止痛、疏通经络、理筋散结。

揉摩：患者正坐，在肩部、肩胛部、胸外侧近肩部，自上而下，轻揉摩按，以舒筋活络。

拿捏：患者正坐，在肩部、肩胛部、胸外侧近肩部、上臂部用拿捏手法，以放松筋肉。

摇肩：患者正坐，医者一手按肩部，一手拿腕部，相对用力拔伸肩关节，用拿腕之手顺时针和逆时针方向摇动肩关节，以松解粘连，理顺筋肉。

牵抖：患者正坐，医者用两手拿住患者大小鱼际处，在向远端牵拉的同时快速抖动上肢，以滑利关节。

（二）西医

1. 药物　口服消炎镇痛药，如双氯芬酸钠缓释片（每次 75～100mg，每日 1 次），或双氯芬酸钠肠溶片（每次 25mg，每日 3 次），或吲哚美辛片（每次 25mg，每日 3 次），或吡罗昔康片（每次 20mg，每日 1 次），选用一种。疼痛严重时，可用局部封闭治疗。常用醋酸氢化可的松 0.5～1mL，1% 普鲁卡因或利多卡因 2mL 混合注射，每周 1 次，以 3 次为限。

2. 物理治疗　电子波谱治疗、中频治疗、超声波治疗、蜡疗、热敷等。

肩袖挫伤（扭伤、拉伤）、肩袖断裂

（一）中医

1. 针灸　用于肩袖挫（扭、拉）伤的治疗。急性期可取远部穴位合谷、阳陵泉止痛；恢复期可取近部穴位肩髃、肩髎、肩前、臑俞、天宗、巨骨、阿是穴，以行气活血，通络止痛。可配合电针。

2. 中药

（1）内服

1）血瘀气滞证　损伤早期，伤后肩部肿胀，或有皮下瘀血，刺痛不移，夜间痛重，关节活动障碍，舌暗或有瘀点、瘀斑，脉弦或沉涩。治宜活血化瘀，消肿止痛，方用活血止痛汤加减。

2）肝肾亏损证　无明显外伤，或轻微受伤日久，肩部酸软乏力，活动受限，肌肉萎缩明显，腰膝酸软，舌淡，苔少，脉细弱。治宜补益肝肾，强筋壮骨，方用补肾壮筋汤加减。

3）血不荣筋证　伤后日久不愈，肩部乏力，肌萎筋缓，面色苍白少华，舌淡苔少，脉细。治宜补血荣筋，方用当归鸡血藤汤加减。

（2）外用　除内服中药外，可以外用云南白药气雾剂、红花油、跌打损伤膏药等。

3. 手法治疗　急性期慎用手法治疗，以免加重病情。恢复期可在肩部施行按摩、拿捏、弹拨、点按手法，配合肩关节适度的外展、内收、前屈、后伸、上举活动，促进肩关节的功能恢复。

（二）西医

治疗方法取决于肩袖损伤的类型及损伤时间。肩袖挫（扭、拉）伤、部分性断裂或完全性断裂的急性期一般采用非手术疗法。

1. 肩袖挫（扭、拉）伤 包括休息、三角巾悬吊、制动 2~3 周，同时局部物理疗法，以消除肿胀及止痛。疼痛剧烈者，可采用 1% 利多卡因加皮质激素做肩峰下滑囊或盂肱关节腔内注射。疼痛缓解之后，开始做肩关节功能康复训练。

2. 肩袖断裂急性期 仰卧位，上肢零位牵引，即在上肢处于外展及前上举各 155° 位置做皮肤牵引，持续时间 3 周。牵引同时做床旁物理治疗，2 周后，每天间断解除牵引 2~3 次，做肩、肘部功能练习，防止关节僵硬。也可在卧床牵引 1 周后改用零位肩人字石膏或零位支具固定，以便于下地活动。零位牵引有助于肩袖肌腱在低张力下得到修复和愈合，在去除牵引之后有利于利用肢体重力促进盂肱关节功能的康复。

3. 手术治疗 适应证为肩袖大型撕裂，非手术治疗无效的肩袖撕裂，以及合并存在肩峰下撞击因素的病例。大型的肩袖撕裂一般不能自行愈合，影响自行愈合的因素有：①断端分离、缺损。②残端缺血。③关节液漏。④存在肩峰下撞击因素。经 4~6 周的非手术治疗，肩袖急性炎症及水肿消退，未能愈合的肌腱残端形成了较坚硬的瘢痕组织，有利于进行肌腱修复和止点重建。肩袖修复的方法很多，常用的方法是 Mclaughlin 法，即在肩袖原止点部位大结节近侧制一骨槽，于患臂外展位将肩袖近侧断端植入该骨槽内。此方法适应证广泛，适用于大型、广泛型的肩袖撕裂。为防止术后肩峰下间隙的粘连和撞击，在肩袖修复的同时应切断喙肩韧带，并做肩峰前外侧部分切除成形术。对存在肩峰下撞击征的患者，肩峰成形术是其适应证。

对于冈上肌腱和冈下肌腱广泛撕裂造成的肩袖缺损，也可把肩胛下肌上 2/3 自小结节附着部位游离，形成肩胛下肌肌瓣向上转移，覆盖固定于冈上肌腱和冈下肌腱的联合缺损部位。此外，Debeyre 的冈上肌推移修复法对冈上肌腱巨大缺损也是一种手术治疗方法。即在冈上窝游离冈上肌，保留肩胛上神经冈上肌支及伴行血管束，将整块冈上肌向外侧推移，覆盖肌腱缺损部位，并使冈上肌重新固定在冈上窝内。对大型肩袖缺损还可以利用合成织物移植进行修复。肩袖修复患者经过术后物理疗法和康复训练，肩关节功能可以达到大部分的恢复，疼痛能得到缓解，日常活动能够得到满足。

六、预防与调服

经常肩部活动者，要不断变换姿势和体位，避免长时间保持同一姿势和体位。从事投掷、棒球、举重、游泳的运动员，训练和比赛前要做好充分的准备活动，预防损伤。肩袖损伤若不进行修复，顺其自然发展，则最终会引起肩袖性关节病，出现关节不稳定或继发性关节挛缩症，导致关节功能的病变。正确诊断、早期处理、术后系统的康复治疗是取得满意疗效的基本条件。伤后初期不宜肩部练功，以免加重损伤，延缓恢复。后期练功应循序渐进，3 个月内避免提重物和从事攀岩等剧烈运动。

附：

冈上肌肌腱炎

冈上肌肌腱炎，又称冈上肌综合征、外展综合征，是指劳损、轻微外伤或感受风寒湿邪后逐渐发生的冈上肌肌腱退行性病变。冈上肌肌腱炎为无菌性炎症，以疼痛、功能障碍为主要临床表现，属中医筋伤、筋痹。好发于中年以上体力劳动者、家庭主妇、运动员。单纯冈上肌肌腱炎发病缓慢，肩部外侧渐进性疼痛，上臂外展 60° ~ 120°（疼痛弧）时肩部疼痛剧烈。冈上肌肌腱钙化时，X 线片可见局部有钙化影。

冈上肌位于斜方肌和三角肌下方，起于肩胛骨冈上窝，肌腱在喙肩韧带及肩峰下滑囊之下、盂肱关节囊之上通过，止于肱骨大结节上压迹，形似马蹄（图 8 - 1）。它的作用是把肱骨固定在肩胛盂中，并与三角肌协同动作，使上肢外展。由于活动频繁，且是肩部肌肉收缩力量的交汇点，故易损伤。

冈上肌由肩胛上神经（$C_{5~6}$）支配，肩胛上神经是臂丛上干的分支，行向后外侧，在肩胛横韧带下方经过肩胛切迹入冈上窝，再绕肩胛颈下方至冈下窝，支配冈上肌和冈下肌。肩胛切迹处是易受损伤的嵌压点，为人体局部解剖的一个薄弱点。冈上肌肌纤维细长且跨度大，运动中易受损。

一、病因与发病机理

1. 中医病因病机　病因主要是慢性劳损，与肝血亏虚、风寒湿邪侵袭、外伤有关。慢性劳损，耗气伤血，经筋受伤，气血不畅，经络阻滞。肩部急性外伤，气滞血瘀筋伤，恢复不良，可致本病。感受风寒湿邪，阻滞经络，留滞经筋，气血运行不畅，不通则痛，活动障碍，也可致本病。肝藏血，主筋。人到中年，肝血亏虚，血不养筋，筋失濡养，弱而易伤，此为本病发生的基础。

2. 西医病因病理   在上肢外展上举运动时，冈上肌肌腱在喙肩弓（由喙突、肩峰、喙肩韧带构成）与肱骨头之间的狭小空隙中滑动，容易受到喙肩弓的摩擦，肱骨头和喙肩弓的撞击、挤夹，形成冈上肌肌腱慢性劳损；因冈上肌力臂较短，在上肢外展上举运动中所作的功较大且长期反复受累，容易形成冈上肌肌腱退行性变。日久而成冈上肌肌腱无菌性炎症，肌腱水肿、渗出、粘连，甚至钙化。由于冈上肌肌腱表面与肩峰之间为肩峰下滑囊，所以冈上肌肌腱炎、肩峰下滑囊炎往往同时并存且相互影响，多数肩峰下滑囊炎继发于冈上肌肌腱病变。

冈上肌肌腱肱骨大结节止点 1cm 范围内血液供应最差、受到应力作用最大，常称为"危险区域"。当"危险区域"发生肌腱变性坏死，肌腱纤维断裂修复过程中局部出现酸性环境时，有利于不定型的游离钙离子析出并形成钙盐沉积于肌腱纤维内，造成钙化性冈上肌腱炎。随后钙盐沉积缓慢增多，形成对肩峰下滑囊的刺激，表现出肩峰下滑囊炎症状，钙盐沉积可向肌腱表面发展甚至破入肩峰下滑囊内。

钙盐沉积主要发生在变性的肌腱纤维内，尤其是所受应力较大、容易变性的"危险区域"。初起病变位于肌腱纤维中央，先有变性而后钙离子析出沉积，钙盐沉积物周围组织出现炎症反应。如钙盐沉积物小而深埋肌腱中央，不刺激滑囊时可无临床症状，甚至数年不被发觉；如钙盐沉积物明显增大则可接触滑囊底部，上肢外展运动时与喙肩弓碰撞或被喙肩弓和肱骨头夹挤而产生疼痛。此时钙盐沉积物边缘清晰，中央发白但无张力，滑囊底部增厚甚至有绒毛，有白色砂砾样物与变性腱组织结合，此阶段无急性症状，表现为上肢外展 60°～120°范围出现疼痛，如继发创伤即可表现为亚急性发作，滑囊底与钙盐沉积物紧密相贴、肿胀，中心呈白色或黄色，密度如牙膏状，有的含有硬砂砾样物，病程久者钙盐沉积物可与腱纤维交织相融。急性发作时，钙盐沉积物内张力大，中心灰白，周围深红或紫色呈充血状，滑囊底紧贴钙盐沉积物，且滑囊壁变菲薄，如用小刀切一小口，有牛奶样液体溢出，钙盐沉积物可自行穿破滑囊壁进入滑囊，此时滑囊内也有牛奶样液体而非固体物质。症状的严重程度取决于钙盐沉积物周围的炎症反应和其本身内的张力大小，当钙盐沉积物自行穿破时压力下降，会使疼痛明显减轻。

由于冈上肌肌腱相对弱小而负担较重，易受研磨、撞击、夹挤，肩袖肌群中冈上肌肌腱退变最早、肌纤维断裂发生率最高。中老年人及从事体力劳动者，在退行性变基础上冈上肌肌腱常易部分撕裂；当一次无准备之外展位急速内收上臂时，或大块钙盐沉积物浸润冈上肌肌腱时，可导致肌腱的大部分或完全性断裂。

冈上肌肌腱长期受摩擦、撞击、夹挤等因素影响，形成慢性累积性劳损，加之本身的肌腱退行性变，可刺激肩峰下滑囊的底部引起囊壁增厚粘连。

总之，慢性劳损可引起冈上肌肌腱炎。此外，冈上肌肌腱急性损伤，如处置不当、恢复不佳，也可迁延不愈，转为冈上肌肌腱炎。

二、临床表现

1. 疼痛　位于肩外侧，以肩峰和肱骨大结节处为主，并可向三角肌止点、颈和上肢放射。急性发作期，疼痛剧烈。肩部活动、用力时疼痛加重，肩外展时尤著，因而患者常避免这一动作。受风寒时，疼痛也会加重。

2. 压痛　常在冈上肌抵止部的肱骨大结节处压痛，并随肱骨头的旋转而移动。局部封闭可使疼痛立刻消失，可资诊断。

3. 肩关节活动受限　在肩关节外展至60°～120°时，引起明显疼痛。当大于或小于这一范围时无疼痛，这是冈上肌肌腱炎的特征。肩关节其他活动也不受限制。肩外展至60°～120°时，正是冈上肌肌腱碰触肩峰的角度，即通过肩峰与肱骨头所形成的狭小间隙而受挤压的状态。低于60°，或者高于120°，就在这个范围之外。因此，60°～120°也称为疼痛弧。

4. 倒罐头试验阳性　上臂外展90°、前屈30°、拇指向下，检查者用力向下按压腕部，患者抵抗，与对侧相比力量减弱甚至无力者为阳性（可伴有肩痛），提示冈上肌肌腱炎、冈上肌损伤或者撕裂。

5. 落臂试验阳性　检查者将患者肩关节外展至90°以上，嘱患者自行保持肩外展90°～100°的位置，患肩无力而坠落者为阳性。该试验对诊断冈上肌损伤具有高度的特异性，但阳性率不高，多见于冈上肌完全撕裂的患者。

6. 影像学检查　X线检查一般无异常改变，偶见冈上肌肌腱钙化、肱骨近端骨质疏松。MRI检查可见冈上肌肌腱周围有高信号水肿影或肌腱信号减低。

三、诊断要点

1. 好发于中年以上体力劳动者、家庭主妇、运动员，一般起病缓慢，常因轻微的外伤或受凉，或单一姿势工作、劳动而诱发。

2. 肩外侧部疼痛，以肩峰和肱骨大结节处为主。

3. 肩部肱骨大结节处压痛。

4. 肩关节活动受限，有肩关节疼痛弧。

5. X 线和 MRI 检查有助于明确诊断。

四、鉴别诊断

1. 肩关节周围炎 肩部疼痛范围广泛，夜间疼痛加重，肩部广泛压痛。肩关节主动、被动活动均明显受限，有扛肩现象。没有疼痛弧，肩部从开始活动到整个运动幅度内均有疼痛。

2. 肩峰下滑囊炎 肩峰下疼痛，肱骨大结节、肩峰下压痛。肩上举、外展、外旋受限。滑囊肿胀、积液较多时，可见肩部圆隆肿胀。

3. 肩袖断裂 多因投掷运动等外伤所致，肩前方疼痛伴大结节近侧或肩峰下区域压痛，主动外展困难，将患肢被动地外展上举到水平位后，不能主动地维持此种肢位。或外展 60°～120°疼痛弧征阳性。MRI 检查可资鉴别。

4. 肩锁关节损伤 肩锁关节部疼痛、压痛。肩外展大于 90°时出现疼痛，继续上举则疼痛加重。在外展上举 120°～180°范围疼痛最明显。

五、治疗

（一）中医

根据急性、慢性不同病期，辨证施治。

1. 针灸 局部取患侧肩髎、巨骨、肩髃、肩井、阿是穴，辅以远部辨证配穴。急性期、实证用泻法，留针 20～30 分钟，可加用放血疗法；慢性期、虚证用补法，留针 20～30 分钟。均可配合使用电针，用连续波，刺激强度以患者可接受为度。还可使用艾灸、温针。

2. 中药

（1）内服

1）瘀滞证 见于急性发作期。肩痛肿胀，夜间疼痛加重，痛处固定，局部压痛，肩部活动时可闻及摩擦音，舌质暗红，或有瘀点瘀斑，舌苔薄白，脉弦或细涩。治以活血化瘀，通络止痛，用活血舒筋汤。

2）虚寒证 见于慢性期。肩部冷痛，遇冷加重，得温减轻，劳累后痛增。舌质淡，苔薄白，脉沉细无力。寒重者当温经散寒为主，方用当归四逆汤加味，或口服大活络丹、小活络丹；气血虚者，口服当归鸡血藤汤加党参、黄芪。

（2）外用 可选用吲哚美辛巴布膏、藏密蓝贴痛可贴、麝香追风膏、奇正消痛贴膏、风湿膏、云南白药膏等。

3. 手法治疗 急性期手法宜轻柔，慢性期可稍重。手法治疗可以活血化瘀、消肿止痛、疏通经络、理筋散结。

揉摩：患者正坐，在肩部、冈上部，自上而下，轻揉摩按，以舒筋活络。

拿捏：患者正坐，在肩部、冈上部、上臂部，做拿捏手法，以放松筋肉。

摇肩：患者正坐，医者一手按肩部，一手拿腕部，相对用力拔伸肩关节，用拿腕之手顺时针和逆时针方向摇动肩关节，以松解粘连，理顺筋肉。

牵抖：患者正坐，医者用两手拿住患者大小鱼际处，在向远端牵拉的同时快速抖动上肢，以滑利关节。

（二）西医

1. 非手术治疗 急性发作者，先止痛。卧床休息，患肢置于外展约30°位，并用枕头垫起以减轻肩部肌肉痉挛，予以局部物理治疗（电子波谱治疗、中频治疗、超声波治疗、蜡疗、热敷）及口服消炎止痛药物，如吲哚美辛（每次25mg，每日3次），吡罗昔康（每次20mg，每日1次），双氯芬酸钠肠溶片（每次25mg，每日3次）。如症状仍然不缓解，要考虑冈上肌腱钙化，可用下述方法治疗。

（1）冲洗法 严格无菌操作下，将一粗针头刺入压痛区域下部，另一针头刺入压痛区域上部，从上位针头注入0.25%普鲁卡因液，可见乳白色液体自下位针孔流出。反复冲洗直至流出清液为止。拔去针头前，局部注入1%普鲁卡因和5mL醋酸氢化可的松25mg，必要时1周后可重复1次。

（2）可的松局部封闭法 用8号针头经皮穿入钙化物，穿入时有针刺沙粒样感，然后拔出针头，改变方向反复穿刺3或4次，最后注入上述可的松普鲁卡因溶液，每周1次，一般3或4次可获得良好效果。

（3）捣碎法 对硬化的钙化物，用上述方法不能清除时，可在局麻下先用针将钙化物捣碎，造成局部急性充血，然后注入上述药物，促进钙化物吸收，使疼痛缓解。

2. 手术治疗 有下列情况时应考虑手术治疗。

（1）急性期钙质沉着范围加大或者钙质较硬，采用局部封闭、冲洗、捣碎治疗效果不满意者。

（2）疾病反复发作，非手术治疗无效者。

（3）钙质块机械地影响肩关节运动并有疼痛者。

六、预防与调护

肩部急性损伤后，要及时规范地诊断治疗，必要时肩部制动，颈腕吊带。中后期要逐步练功锻炼，逐渐扩大活动范围。平素缺乏锻炼者，活动肩部时要避免突然强力、剧烈的动作，特别是过度外展、上举、后伸。注意肩部保暖避寒。患者可自我保健，取坐位，用健侧拇指与其他四指指腹在肩部拿捏，自上而下，由轻而重，以肩部舒适为度。也可做肩部各个方向的运动。

冈下肌损伤

冈下肌位于肩背部冈下窝，肌肉较丰满，起于冈下窝的内侧部和肩部筋膜，形似三角形，部分肌纤维向外上方移行为短而扁的肌腱，经肩关节囊的后方参与肩袖的构成，止于肱骨大结节中压迹（图 8 - 1），受肩胛上神经（$C_{5\sim6}$）支配，肩胛上神经止于冈下窝，其功能是使上臂外旋、内收。冈下肌是肩关节最有力的外旋肌之一，对上肢"预加载"后伸和外旋以利肩关节运动是必不可少的，如过头投掷和击打运动。在适量强烈运动的持续或减速阶段，也会离心性调动运用冈下肌，减慢上肢的运动。在肩袖损伤中，冈下肌损伤比较少见。

一、病因与发病机理

冈下肌损伤的主要原因有急性损伤和慢性劳损。

（一）急性损伤

牵拉伤、撞击与敲打等造成挫伤、锐器刺伤等，为常见的急性损伤。由于某种原因，上肢突然过度外展、内旋，可损伤冈下肌，如排球扣球动作、拔河，超过正常运动幅度。过度牵拉时，除肌肉受到损伤外，肩胛上神经因过度牵张也可受损。临床上，其起点的损伤较常见，肌纤维的收缩与隆凸骨面产生较大摩擦，容易发生急、慢性损伤。另外肩关节受损时，也常可累及冈下肌。肩胛上神经受损或卡压日久，可导致冈下肌萎缩。

（二）慢性劳损

肩关节长期反复超限运动而劳损。冈下肌受肩胛上神经支配，此神经止于冈下窝，冈下窝的肩胛上神经末梢十分丰富。冈下肌劳损时，产生一些化学致痛物质，刺激神经末梢，产生疼痛。冈下肌损伤后，粘连、疤痕的形成可能挤压神经末梢，起点处肌纤维痉挛也可挤压神经末梢，使神经末梢敏感性增强，从而加重疼痛。慢性损伤与年龄有关，随年龄增长，肌肉耐受和代偿能力下降，易受损伤，也容易积累成伤。长期寒冷潮湿的环境，可影响发病与病情。

二、临床表现

1. 有急性外伤史，牵拉伤、挫伤或锐器刺伤。或因慢性劳损，肩关节长期反复超限运动而劳损。慢性劳损与年龄有关，多见于中老年人，也与寒冷潮湿影响有关。

2. 肩背部疼痛，冈下窝和肱骨大结节处明显，夜间较重，仰卧受压时加剧。若急性挫伤，局部可见红肿或瘀紫。损伤初期疼痛较重，在冈下窝或肱骨大结节处多有电击样疼痛或胀痛，连及肩峰的前方，上肢活动受限。损伤日久，冈下窝有麻木感，感觉减退。喜做上提肩胛的动作，上肢活动可受限。单纯冈下肌损伤者，肩关节活动障碍较轻。

3. 肌肉起止点有压痛，在冈下窝可有多个压痛点。

4. 冈下窝的皮面可有凹陷，凹陷处多有压痛，提示该处有粘连或疤痕形成。

5. 局部可触及冈下肌不同程度变硬，常在天宗穴发现硬性条索或块状物，压痛明显并向同侧上肢尺侧放射。

6. 患肢内收位外展时，疼痛加剧，或者不能完成此动作。

7. 外旋抗阻试验、坠落试验、外旋减弱征、吹号征等阳性。

8. X线检查无异常显示。核磁共振检查可以明确冈下肌损伤情况。

三、诊断要点

1. 急性外伤病史，或有慢性劳损病史。

2. 肩背部疼痛，冈下窝和肱骨大结节中压迹处明显。

3. 冈下肌起止点压痛，在冈下窝可有多个压痛点。

4. 外旋抗阻试验、坠落试验、外旋减弱征、吹号征等阳性。

5. X线检查无异常发现。核磁共振检查可以明确冈下肌损伤情况。

四、鉴别诊断

1. 冈上肌肌腱炎　疼痛位于肩外侧，以肩峰和肱骨大结节处为主，肱骨大结节处压痛，肩关节外展至 60°～120°时，可引起明显疼痛，即疼痛弧征阳性。X 线检查偶见冈上肌肌腱钙化、肱骨近端骨质疏松。MRI 检查可见冈上肌肌腱周围有高信号水肿影或肌腱信号减低。

2. 小圆肌损伤 肩背部疼痛或酸痛，在肩胛骨腋窝缘上 2/3 段触及该肌纤维隆起、变硬，压痛明显，滑动按压时可向前臂尺侧扩散。肱骨大结节下压迹处压痛。上臂外旋抗阻力试验阳性。

五、治疗

参见"肩袖损伤"一节。

1. 针刀治疗 选取冈下窝肌肉附着处的痛性结节点、肱骨大结节处的痛性结节点为治疗部位。这两个结节点也是毫针、圆利针常用的治疗部位。

2. 自我按摩 通过外旋手臂来感觉它的收缩，以确定位置。可直接用手或用按摩杖来按摩冈下肌。

六、预防与调护

平素肩部应该保暖避寒。锻炼前要做好准备活动。注意运动强度和运动量。从事体力劳动者，适当注意劳动强度。

小圆肌损伤

小圆肌位于冈下肌下方，冈下窝内，肩关节的后面。起始于肩胛骨背面腋窝缘上 2/3 段，肌束斜向外上，经肩关节后部，抵止于肱骨大结节下压迹（图 8 -1）。小圆肌一部分被三角肌和斜方肌覆盖，在上臂充分外展和三角肌后部放松的情况下，可触及肌肉的大部分。该肌受腋神经（C_{5-6}）支配，是冈下肌的辅助肌，其作用是与冈下肌协同使上臂外旋、内收。

一、病因与发病机理

（一）上肢运动不当，强力外旋肩关节或投掷用力过猛，或外力直接撞击，使小圆肌受损而出血、渗出、水肿。损伤后不能及时得到正确的治疗，迁延日久而成痼疾。或慢性劳损，积损成伤。

（二）肩部长期受风寒湿邪侵袭，致经络阻滞，气血运行不畅，不通而痛，活动障碍。

二、临床表现

1. 有投掷、抛物或受风着凉引起该肌肉损伤的病史。

2. 多伴有肱二头肌短头肌腱的损伤，肩后部及患肢酸胀不适，患肢无力。

3. 患肢搭于对侧肩上，肩胛骨腋窝缘上 2/3 段小圆肌紧张度增高，并有压痛或可触及条索状物，压之酸胀明显，并向上肢放射，肱骨大结节下压迹处压痛。

4. 外旋抗阻试验、坠落试验、外旋减弱征、吹号征等阳性。

三、诊断要点

1. **病史**　外伤史或劳损史。

2. **症状**　肩背部疼痛或酸痛，严重者患侧不能卧，偶有手指麻凉感。

3. **检查**　在肩胛骨腋窝缘上 2/3 段触及该肌纤维隆起、变硬，压痛明显，滑动按压时可向前臂尺侧扩散。肱骨大结节下压迹处压痛。上臂外旋抗阻力试验阳性。

四、鉴别诊断

1. **冈下肌损伤**　肩背部疼痛，在其肌肉起止点冈下窝和肱骨大结节中压迹处疼痛明显，并有起止点压痛。

2. **大圆肌损伤**　肩后部牵扯性酸痛。肩胛骨冈下窝腋窝缘下 1/3 段和肱骨小结节嵴压痛，有时在大圆肌起点、止点和肌腹上可触及痛性条索状物。肩关节后伸受限。上臂内收、内旋、后伸抗阻试验阳性。

五、治疗

参见"肩袖损伤"一节。

针刀治疗　对小圆肌起止点松解剥离。选取肩胛骨背面腋窝缘上 2/3 段的痛性结节点、肱骨大结节下部的痛性结节点为治疗部位。这两个结节点也是毫针、圆利针常用治疗部位。

肩胛下肌损伤

肩胛下肌是肩袖肌群中最大、最强壮的肌肉，位于肩胛骨前面，呈三角形。起自肩胛下窝，肌束向上经肩关节的前方，止于肱骨小结节（图 8 - 1）。受肩胛下神经（C_{5-7}）支配，作用是使上臂内旋和内收。

一、病因和发病机理

肩胛下肌损伤分为急性损伤和慢性劳损。上肢突然强力内收、内旋可引起急性损伤。上肢长期持续内收、内旋，肌肉反复收缩、舒张，导致肩胛下肌起止点处肌腱纤维轻微撕裂，小血管破裂。因无明显症状，初期多不被注意。上肢的不断运动而牵拉伤处，使之不能修复，出血、渗出、机化、粘连，产生瘢痕而引起功能障碍，最后形成慢性劳损。

二、临床表现

1. 肩前部疼痛，肩胛下窝深部酸痛不适。因该肌位置深且隐蔽，患者常不能准确说出疼痛部位，往往诉说"肩胛骨里头痛"，医生也不易找到疼痛点。

2. 肱骨小结节处疼痛、压痛。

3. 上臂内收、内旋时肩部疼痛。患肢反手摸背时疼痛、活动受限。患者多喜欢活动肩胛骨以舒缓疼痛和不适。

4. 抬离试验、拿破仑试验、内旋抗阻试验、内旋减弱征阳性。

5. 患者站立、弯腰位，患肢尽力反手摸背、肩胛骨后翘时，术者用手指沿肩胛骨脊柱缘向前外侧抠压，肩胛骨的肋骨面压痛明显。

6. 肩周炎患者可能伴有肩胛下肌损伤。

三、诊断要点

1. 急性外伤史或慢性劳损史，或有肩周炎病史。

2. 肩胛下窝深部酸痛不适，肩胛下肌止点肱骨小结节处疼痛且有压痛。

3. 患肢反手摸背活动受限。

4. 抬离试验、拿破仑试验、内旋抗阻试验、内旋减弱征阳性。

四、鉴别诊断

1. 肱二头肌短头肌腱炎　肩部前内侧喙突处疼痛，肩前部肌肉僵硬，喙突处明显压痛。肩关节活动受限，尤以前屈、上举、外展、后伸、旋转明显。肱二头肌短头肌腱抗阻力试验阳性。

2. 肩周炎　肩痛，夜间加重。肩关节活动障碍逐渐加剧，主动和被动活动均受限，有"扛肩"现象，肩关节主动或被动外展时，患侧肩胛骨随之向外上方移动，肩部随之高耸。

五、治疗

参见"肩袖损伤"一节。

1. 针刀治疗 肱骨小结节处的痛性结节点为治疗部位。这也是毫针、圆利针常用的治疗部位。

2. 自我按摩 把患侧手掌放在健侧肩上，以此牵拉患侧肩胛骨向前转，暴露出患侧肩胛骨内侧面。用健侧手沿着整个肩胛外缘寻找疼痛点，能触摸到最高的疼痛点位于腋窝的顶上方。但不要忽略肩胛底部的激痛点，每次从肋骨外侧起，缓慢地推抚激动点，每次推抚 6 ~ 12 次，每天重复 2 ~ 3 次。

第三节 肩峰下撞击综合征

肩峰下撞击综合征，又称肩峰下疼痛弧综合征，是由于解剖结构或动力学原因，在肩关节的上举、外展运动中，肩峰下组织发生撞击，导致肩峰下滑囊炎和肩袖组织（冈上肌和肱二头肌长头肌腱）退变，甚至撕裂而产生肩痛、活动受限等临床表现的症候群。DeSeze 和 Robinson 等对肩峰下的特殊构造及大结节的运动轨迹进行研究，提出了第二肩关节的命名，又称其为肩峰下关节。因此，它又称第二肩关节撞击征、肩峰下撞击征。肩峰下撞击综合征可按中医肩痹论治。

一、病因与发病机理

1. 中医病因病机 病因主要是慢性劳损，与肝血亏虚、风寒湿邪侵袭、外伤有关。慢性劳损，损伤经筋，耗伤气血，或肩部急性外伤，气滞血瘀筋伤，均导致不通则痛，活动障碍。肝血不足，血不养筋，筋失濡养与本病发生有关。风寒湿邪侵袭，留滞经筋可加重病情。

2. 西医病因病理 肩峰下结构近似典型滑膜关节结构。①喙突、喙肩韧带、肩峰构成穹隆状结构，类似关节的臼窝部分，起到关节臼的作用。②肱骨大结节形成杵臼关节的髁状突部分。在肩关节的前屈、后伸及内收、外展运动中，位于喙肩弓下的大结节做矢状面或冠状面的弧形轨迹运动。③肩峰下滑囊位于肩峰和喙肩韧带下方，滑囊下壁紧贴冈上肌腱表面，缓冲大结节对肩峰的压力，减少冈上肌腱在肩峰下的摩擦，起到类似关节滑囊的作用。④冈上肌腱在肩峰与大结节之间通过。肱二头肌长头肌腱位于冈上肌深面，越过肱骨头上方止于盂顶部或盂上粗隆。肩关节运动时，这两个肌腱在喙肩弓下移动。肩峰前外侧端形态异常、骨赘形成，肱骨大结节的骨赘形成，肩锁关节增生肥大，以及其他可能导致肩峰－肱骨头间距减小的原因，均可造成肩峰下结构的挤压与撞击。这种撞击大多发生在肩峰前 1/3 部位和肩锁关节下面。反复的撞击促使滑囊、肌腱发生损伤、退变，乃至发生肌腱断裂。撞击综合征可发生于 10 岁至老年各个年龄阶段，在年轻运动员和中年人中比较常见。部分患者有肩部外伤史，许多患者与长期过度使用肩关节有关。因肩袖、滑囊反复损伤，组织水肿、出血、变性乃至肌腱断裂。早期的肩袖出血、水肿与肩袖断裂的临床表现相似，容易误诊。

依据病理学表现，肩峰下撞击综合征共分为 3 期。

1 期 又称水肿出血期，可发生于任何年龄。从事手臂上举过头的劳作，如板壁油漆及装饰工作，以及从事体操、游泳、网球及棒球投掷等运动项目，造成肩关节使用过度，可发生累积性损伤。此外，本期还包括一次性单纯的肩部损伤史，如躯体接触性剧烈运动或严重摔伤之后造成的冈上肌腱、肱二头肌长头肌腱和肩峰下滑囊的水肿与出血。此期虽因疼痛而致肌力减弱，但并无肩袖撕裂的典型症状，物理学检查不易发现疼痛弧征、砾轧音及慢性撞击试验阳性等体征。肩峰下注射利多卡因可使疼痛完全缓解。X 线检查一般无异常发现，关节造影和 MRI 也不能发现肩袖破裂。

2 期 慢性肌腱炎及滑囊纤维变性期，多见于中年患者。肩峰下反复撞击使滑囊纤维化，囊壁增厚，肌腱反复损伤导致慢性肌腱炎，通常纤维化与水肿并存。增厚的滑囊与肌腱占据了肩峰下间隙，冈上肌出口相对狭窄，增加了撞击发生的机会和频率，疼痛症状发作可持续数天之久。在疼痛缓解期仍会感到肩部疲劳和不适，物理学检查比较容易发现疼痛弧征和撞击试验阳性。若有肱二头肌长头肌腱炎存在，叶加森征呈现阳性，肱二头肌长头肌腱后伸牵拉试验也可出现疼痛。肩峰下利多卡因注射试验可使疼痛得到暂时缓解。

3 期 肌腱断裂期，主要病理变化是冈上肌腱、肱二头肌长头肌腱在反复损伤、退变的基础上发生肌腱的部分性或完全性断裂。肩袖出口部撞击征并发肩袖断裂的好发年龄在 50 岁以后，Neer Ⅱ 报道的合并部分性肌腱断裂者的平均年龄为 52 岁，合并完全性断裂者的平均年龄为 59 岁。肌腱退变程度和修复能力与年龄因素有关。应当指出，并非所有的撞击征都会导致肩袖破裂，也不是所有的肩袖损伤皆因撞击征引起。撞击征造成的肩袖破裂，有外伤史者仅占 1/2 左右，其中少数患者有较明显或较重的外伤史，大部分病例的致伤力量实际上均小于造成肩袖完全断裂所需要的外力，说明肌腱本身退变因素的重要性。

合并肩袖破裂的初期，疼痛呈间歇性，疼痛发作与撞击发生的频率密切相关。在劳作之后及夜间症状加重，休息后明显减轻。如有慢性肩峰下滑囊炎存在，则有持续性顽固疼痛。因肩痛而使患肢无力，外旋肌与外展肌肌力减弱。在肢体下垂位，外旋肌肌力的 90% 来自于冈下肌，当肢体在外展 90°位做外旋肌力测试时，则外旋肌肌力大部分来自于三角肌的后份。随病程延长，冈上肌、冈下肌及三角肌相继出现肌肉萎缩，肌力减弱。检查易发现疼痛弧征、砾轧音、撞击试验阳性。此外，臂坠落征阳性率也较高。肩袖广泛撕裂者还出现盂肱关节不稳定现象。肩袖完全性撕裂使盂肱关节腔与肩峰下滑囊发生关节液流通，但大部分患者仍能保持盂肱关节一定的活动度。不完全性肩袖断裂或长期疼痛性制动，反而易造成关节僵硬和功能丧失。

肱二头肌长头肌腱的撞击性损伤一般与冈上肌腱损伤伴随发生，肩袖广泛撕裂可促使肱二头肌长头肌腱损伤的迅速恶化。撞击征 2 期可能合并存在肱二头肌长头肌腱炎。在第 2 期还可能发生肌腱部分断裂或完全断裂。结节间沟近侧压痛、叶加森征阳性、肩后伸牵拉肱二头肌长头肌腱试验阳性，均是肱二头肌长头肌腱病变的表现。做屈肘位肱二头肌抗阻力试验时，若肌力明显减弱，则意味着肱二头肌长头肌腱可能断裂。

二、临床表现

1. 疼痛和功能受限　肩部慢性钝痛，以肩峰周围为主，有时涉及整个三角肌部，在肩上举或外展活动时加重。疼痛以夜间为主，患者畏患侧卧位，严重者需要长期服用止痛药。患肢酸软，持物无力，外展和上举活动受限。有时当上肢外展到 60°～80°时出现明显疼痛，可感觉肩关节被"物"卡住而不能继续上举，需要将上肢内收并外旋，使大结节从肩峰通过后才能继续上举。

2. 疼痛弧征　患臂上举至 60°～120°范围出现疼痛或症状加重。疼痛弧征仅在部分患者中存在，而且有时与撞击综合征并无直接关系。

3. 砾轧音　检查者用手握持患臂肩峰前缘、后缘，使上臂做内、外旋运动及前屈、后伸运动时可扪及砾轧音，用听诊器听诊更易闻及。明显的砾轧音多见于撞击征 2 期，尤其是在伴有完全性肩袖断裂者。

4. 肌力减弱 肌力明显减弱与广泛性肩袖撕裂的晚期撞击征密切相关。肩袖撕裂早期，肩的外展和外旋力量减弱，有时系因疼痛所致。

5. 尼尔撞击试验 检查者立于患者背后，一手固定其肩胛骨，另一只手保持其肩关节内旋位，使患肢拇指尖向下；然后使患肢前屈过顶。如果诱发出疼痛，即为阳性。该试验的机理是人为地使肱骨大结节与肩峰前下缘发生撞击，从而诱发疼痛。

6. 撞击注射试验 以 1% 利多卡因 10mL 沿肩峰下注入肩峰下滑囊。若注射前、后均无肩关节运动障碍，注射后肩痛症状得到暂时性完全消失，则撞击征可以确立。如注射后疼痛仅有部分缓解，且仍存在关节功能障碍，则冻结肩的可能性较大。本方法对非撞击征引起的肩痛症可以做出鉴别。

7. X 线检查 X 线摄片应常规包括上臂中立位、内旋位、外旋位的前后位投照及轴位投照，显示肩峰、肱骨头、肩盂及肩锁关节。X 线平片可以识别出肩峰下钙盐沉积、盂肱关节炎、肩锁关节炎、肩峰骨骺发育异常和其他骨疾患。冈上肌腱出口部 X 线投照（Y 位像）对了解出口部的结构性狭窄及测量肩峰 – 肱骨头间距十分重要。方法：将患臂向下牵引，使其肩胛冈呈水平位，X 线球管从健侧往患侧向下倾斜 10°，指向患肩肩峰下间隙投照。

X 线摄片对 1 期、2 期及 3 期撞击征的诊断无特异性，但在具有下列 X 线征象时，对肩峰下撞击征的诊断具有参考价值。

（1）大结节骨疣形成。因大结节与肩峰反复冲撞所致，一般发生于冈上肌止点处。

（2）肩峰过低及钩状肩峰。

（3）肩峰下面致密变、不规则或有骨赘形成。喙肩韧带受到冲撞，或反复受到拉伸而使肩峰前下方骨膜下形成骨赘。

（4）肩锁关节退变、增生，形成向下突起的骨赘，致使冈上肌出口狭窄。

（5）肩峰 – 肱骨头间距（A – H 间距）缩小。正常范围为 1.2 ~ 1.5cm，< 1.0cm 为狭窄，≤ 0.5cm 提示存在广泛性肩袖撕裂。肱二头肌长头肌腱完全断裂，失去向下压迫肱骨头的功能，或其他动力性失衡原因也可造成 A – H 间距缩小。

（6）肩峰前部或肩锁关节下方骨质的侵袭、吸收；肱骨大结节脱钙、被侵袭和吸收或发生骨的致密变。

（7）肱骨大结节圆钝化，肱骨头关节面与大结节之间的界线消失，肱骨头变形。

上述前 3 条 X 线表现结合临床肩前痛和撞击试验阳性，应考虑撞击征存在。后 4 条 X 线征象属于撞击征晚期表现。

除了采用不同位置的静态 X 线摄片及测量外，还应做 X 线监视下的动态观察。在出现撞击征的方向、角度，使患臂做重复的前举、外展等运动，观察肱骨大结节与肩峰喙肩弓的相对解剖关系。动态观察法对于诊断动力性撞击征尤为重要。

8. 肩关节造影术　对撞击征晚期阶段并发肩袖断裂，造影术仍为目前完全性肩袖断裂特异性较高的诊断方法。

撞击征肩关节造影指征：①年龄在 40 岁以上，临床表现支持撞击征合并肩袖损伤，经非手术疗法 3 个月以上无效者。②肩峰下冲撞性损伤伴突发性外展、外旋肌力丧失者。③慢性肩前痛伴肱二头肌长头肌腱断裂。④顽固性肩痛，伴盂肱关节失稳。

肩关节造影时，若发现造影剂自盂肱关节溢入肩峰下滑囊或三角肌下滑囊，即可诊断为肩袖完全性破裂。可观察肱二头肌长头肌腱的形态及腱鞘的充盈度，判断肱二头肌长头肌腱是否断裂。小型的肩袖断裂及不完全性肩袖断裂在造影时难以显示。肩峰下滑囊造影也有助于完全性肩袖撕裂的诊断，但由于肩峰下滑囊形态的变异及显影的重叠性，其实用价值受到限制。

9. MRI 检查　对软组织病变有很高的敏感性，可直观地评价肩袖、肩峰、肩峰下通道。可显示肩袖损伤，冈上肌肌腱信号及形态异常；肩袖周围结构改变，肩峰下滑囊增厚、积液、肩关节积液；肩峰形态；肩峰 - 肱骨头距离。

10. 关节镜检查　能发现肌腱断裂的范围、大小和形态，对冈上肌腱关节面侧的部分断裂及肱二头肌长头肌腱病变也有诊断价值，并能从肩峰下滑囊内观察滑囊病变及冈上肌腱滑囊面的断裂。1 期：镜下见肩袖上表面毛糙，喙肩韧带表面有磨损表现；2 期：肩袖肌腱上表面部分撕裂，喙肩韧带和肩峰下有撞击磨损表现；3 期：肩袖出现全层撕裂，肩峰形状为二型或三型。此外，在诊断的同时还能进行治疗，如肩峰下间隙的刨削减压、病灶清除和前肩峰骨赘切除，并可进行前肩峰成形术。

三、诊断要点

根据病史、症状、体征、辅助检查结果等可确立诊断。

1. 病史 部分患者具有肩部外伤史，许多患者与长期过度使用肩关节有关。

2. 症状 肩部疼痛，外展、上举、外旋、后伸活动受限。

3. 体征

（1）压痛，主要在肩峰前下至肱骨大结节区域。

（2）肩关节被动活动时，可闻及明显的碎裂声或捻发音。

（3）砾轧音，明显的砾轧音多见于撞击征 2 期，尤其是在伴有完全性肩袖断裂者。

（4）部分肩峰下撞击征患者有疼痛弧征。

（5）撞击试验阳性。

（6）撞击注射试验对于撞击征、非撞击征可资鉴别。

4. 辅助检查 X 线检查、肩关节造影术、MRI 检查、关节镜检查。

（1）X 线检查 大多数患者检查正常，少数严重者表现为肱骨大结节硬化，囊性变或骨赘形成；肩峰前缘硬化，肩峰下表面骨刺形成，冈上肌腱在大结节附着点部分钙化，肩锁关节创伤性关节炎，肱骨头上移，使肩峰下间隙变窄（<0.7cm）。

（2）肩关节造影 不作为本病常规检查方法，主要用于鉴别肩袖是部分撕裂还是完全撕裂。

（3）MRI 检查 是重要的诊断依据。

（4）关节镜检查 对了解肩袖的损伤情况、肩峰下滑囊的病变有重要意义。

四、鉴别诊断

1. 肩关节周围炎 肩部疼痛范围广泛，夜间疼痛加重，肩关节主动、被动活动均明显受限，有"扛肩"现象。没有疼痛弧，肩部从开始活动到整个运动幅度内均有疼痛。肩部广泛压痛。撞击注射试验有重要的鉴别价值。

2. 肩锁关节损伤 肩锁关节部疼痛、压痛。肩外展大于 90°时出现疼痛，继续上举则疼痛加重；在外展上举 120°～180°范围疼痛最明显。

五、治疗

（一）中医

中医治疗主要适用于撞击征 1 期、2 期前期。在撞击征 2 期后期、3 期可采用中医方法来辅助治疗。可参考冈上肌肌腱炎、肱二头肌长头肌腱炎、肩峰下滑囊炎的中医治疗内容。

（二）西医

西医治疗方法的选择，取决于撞击征的病因与病期。

撞击征 1 期：采取非手术治疗。早期用三角巾或吊带制动，在肩峰下间隙注射皮质激素和利多卡因能取得明显的止痛效果。口服非甾体类消炎镇痛剂能促进水肿消退，缓解疼痛，同时可用理疗。在治疗 2 周左右，症状基本缓解之后开始做肩部功能锻炼，即向前弯腰，使患臂在三角巾悬吊保护下做肩关节前后、左右方向的摆动运动（Codman 钟运动）。3 周之后开始练习抬举上臂，初始阶段应选择非疼痛方向的上举运动。在症状完全缓解 6 ~ 8 周后，再从事原劳动或体育运动，过早恢复体力活动与体育运动易使撞击征复发。

撞击征 2 期：进入慢性冈上肌腱炎和慢性滑囊炎阶段，仍以非手术治疗为主。以理疗与体育疗法为主，促进关节功能康复，并改变劳动姿势和操作习惯，避免肩峰下撞击征复发。病变进入第 2 期后期，纤维滑囊增厚造成肩袖出口狭窄，使撞击反复发生，而非手术治疗无效，患者丧失劳动能力达半年以上，应考虑肩峰下纤维滑囊切除（可在关节镜下做滑囊切除）和喙肩韧带切断术。凡属 2 期撞击征伴有明确的肩峰下解剖结构异常者，均应去除撞击征病因，如行肩峰成形术、大结节骨疣切除、肩锁关节部分切除术和喙肩韧带切断术等，消除撞击因素。对动力失衡造成的撞击征，应根据病变性质重建动力平衡和关节稳定装置，如行肌腱修复术或移植术、盂肱关节成形术及人工关节置换术等。

撞击征 3 期：伴有冈上肌腱断裂和肱二头肌长头肌腱断裂等，是外科治疗的适应证。对冈上肌腱断裂一般采用 Mclaughlin 修补术，对广泛性肩袖撕裂可利用肩胛下肌转位或冈上肌推移修补术，重建肩袖的功能，与此同时应常规做前肩峰成形术，切除肩峰前外侧部分，切断喙肩韧带，使已修复的肌腱避免再受到撞击。术后患肢宜做零度位牵引或肩人字石膏固定，3 周之后去除固定行康复训练。

1. 非手术治疗　非手术治疗的期限在 12～18 个月不等。关节镜在肩峰下减压术中的应用，使手术操作的并发症减少，因而非手术治疗的时间可能适当缩短。非手术治疗的时间依患者的具体情况而定，但大多数报道建议非手术治疗的时间不应少于 6 个月。

2. 手术治疗　手术治疗指征是非手术治疗失败的 2 期和 3 期肩峰下撞击征患者。手术包括肩峰下减压和肩袖修复两部分。首选肩峰下减压术，包括清理有炎症的肩峰下滑囊，切除喙肩韧带、肩峰的前下部分和肩锁关节的骨赘甚或整个关节。切除肩锁关节并非常规处理，只有当肩锁关节有压痛、肩锁关节的骨赘被确定是撞击征的部分病因时才具指征。目前肩峰下间隙减压手术可以由传统的开放技术或 Ellman 的关节镜技术完成。

六、预防与调护

避免过度用肩，防止肩部损伤，注意肩部保暖。急性发作期肩部制动，颈腕吊带，少活动；中后期逐步锻炼，逐渐扩大活动范围，避免暴力、过重的刺激。加强下拉肱骨头肌肉的锻炼，加强肩胛骨周围肌肉的力量，使上肢在上举过程中，肱骨头被下拉肌群拽着而不产生过多的上移去撞击上方的肩峰，减少撞击的发生。

第四节　肩峰下滑囊炎

肩峰下滑囊炎是因肩部的急慢性损伤、炎症刺激，引起肩峰下滑囊无菌性炎症，出现以肩部疼痛和外展活动受限为特征的病症。肩关节是人体运动范围最大的关节，由 5 个功能性关节及 10 多个相关的滑囊组成。肩峰下滑囊（图 8-2）位于肩峰和盂肱关节囊之间；三角肌下滑囊位于三角肌和盂肱关节囊之间，有时又与肩峰下滑囊相通。肩峰下滑囊、三角肌下滑囊都位于肩峰、喙肩韧带和三角肌深面筋膜下方，肱骨大结节和肩袖的上方，它们与喙肱肌滑囊共同构成一个大滑液囊。肩峰下滑囊将肱骨大结节、肩袖、肩峰、三角肌隔开，有滑利盂肱关节、减少磨损的作用。当盂肱关节外展 90° 时，肩峰下滑囊几乎隐藏在肩峰下；肩关节自然下垂时，肩峰下滑囊则大部分处于三角肌下。肩峰下滑囊上与肩峰和喙突紧密相连，底为冈上肌，下与各短小肌腱、肱骨大结节相连。如发生病变，常与冈上肌互为影响。本病多见于中老年人。

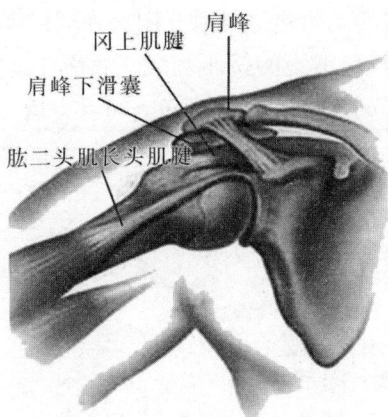

图 8 - 2 肩峰下滑囊与肱二头肌长头肌腱

一、病因和发病机理

1. 中医病因病机 病因主要是慢性劳损，与外伤、感受风寒湿邪有关。慢性劳损，急性外伤，累及经筋，致使气滞血瘀，经络阻滞，不通则痛，活动受限。风寒湿邪侵袭，留滞经络，气血运行不畅，可诱发和加重病情。

2. 西医病因病理 因长期挤压和刺激、冈上肌腱损伤或退行性变、直接或间接外伤所致。肩峰下滑囊位于肩峰与肱骨头之间，肩关节活动频繁，长期反复摩擦挤压，易于受损。冈上肌肌腱炎性改变时，易累及肩峰下滑囊，发生炎性渗出、肿胀。急性炎症渗出、肿胀、疼痛，日久形成慢性炎症，不断刺激组织，使之增厚，相互粘连，以滑膜囊内侧更加明显，缓冲功能减弱，影响肩关节外展、上举、旋转功能，出现活动痛和压痛。常与邻近软组织慢性炎症并存，互相影响。肩部外伤和风寒侵袭可加重局部炎症反应，诱发本病。

二、临床表现

1. 肩痛 急性发病期，肩峰下深部疼痛，为持续性钝痛，并逐渐加重，活动时明显，尤以肩上举、外展、外旋时为著，向肩胛部、颈部、前臂等处放射。慢性起病者，疼痛多不剧烈，位于三角肌止点，肩外展、外旋时加重，夜间明显，影响睡眠。

2. 压痛 位于肩峰下、肱骨大结节处，可随肱骨的旋转而改变位置。在滑膜囊积液肿胀时，也可在三角肌范围内出现压痛。

3. 活动受限　肩上举、外展、外旋受限。为减轻疼痛，患者常使肩关节处于内收和内旋位，以减轻对滑囊的挤压刺激。病情迁延不愈，随着滑囊壁的增厚和粘连，肩关节活动范围逐渐缩小。严重者可并发肩关节纤维性强直。

4. 肩部外形改变　滑囊积液较多时，可见肩部圆隆肿胀；晚期可见肩胛带肌肉萎缩。

5. X 线检查　可见冈上肌的钙盐沉着。

三、诊断要点

1. 肩痛　多为肩峰下深部疼痛。

2. 体征　肩峰下、肱骨大结节处压痛，肩上举、外展、外旋活动受限，滑囊积液较多可见肩部圆隆肿胀。

3. 辅助检查　X 线检查可见冈上肌钙盐沉着。

四、鉴别诊断

1. 冈上肌肌腱炎　肩外侧痛，以肩峰和肱骨大结节处为主，并可向三角肌止点、颈部、上肢放射。肱骨大结节处压痛，并随肱骨头的旋转而移动。活动受限，在肩关节外展至 60°～120°时，可引起明显疼痛，当大于或小于这一范围时无疼痛，此即疼痛弧征。

2. 肩关节周围炎　肩部疼痛和肩关节活动障碍逐渐加重，主动和被动活动均受限，夜间肩痛明显，有"扛肩"现象。

五、治疗

（一）中医

1. 针灸　近端取肩髃、肩髎、臂臑、臑会、臑俞、阿是穴，远端取阳陵泉、合谷。毫针针刺，急性期、实证用泻法，留针 20～30 分钟；慢性期、虚证用补法，留针 20～30 分钟。均可配合使用电针，用连续波，刺激强度以患者能耐受为度。还可使用肩部艾灸、温针、拔火罐疗法。

2. 中药

（1）内服

1）瘀滞证　见于早期。肩部疼痛，局部压痛、肿胀，活动受限，皮肤暗红，可触及有波动感的肿块，舌质暗红，或有瘀点瘀斑，舌苔薄白，脉弦或细涩。治以化瘀通络，行气止痛，用舒筋活血汤。

2）虚寒证　见于后期。肩部酸胀冷痛，遇冷加重，得温减轻，劳累后痛增。可触及质地较软的肿块，舌质淡，苔薄白，脉沉细无力。治宜温经散寒，养血通络，方用当归四逆汤加味。

（2）外用　可选用麝香追风膏、奇正消痛贴膏、风湿膏、云南白药膏等，也可选用中药热敷治疗。

3. 手法治疗　旨在松解粘连，疏通经络，减轻疼痛，恢复肩关节外展、旋转、上举功能。适用于亚急性期和慢性期。可采用按揉手法，患者取端坐位，医者站在患肩前外方，先用拇指按揉肩髎穴 3～5 分钟，由轻而重，由表及里；再在肩峰下、肱骨头、三角肌之间按揉 3～5 分钟；最后在肩部施以弹拨分筋手法，以理顺筋肉，调和气血，通络止痛。

4. 固定方法　急性期可将患肢屈肘 90°，用三角巾悬挂胸前，患肩制动一周左右。

5. 练功活动

（1）耸肩环绕　先做耸肩活动，再两臂侧平举，屈肘，手指松散接触肩部，做肩关节顺、逆时针方向环绕活动。

（2）肩部翻转　马桩式站立，下身不动，全臂用力，两手自胸前由下向上、外后、下内翻转，先是前臂旋后、手心向内，继而前臂旋前、手心向外，方向相反。

（二）西医

查明原发病因，施以针对性处理。急性期给予休息，将患肢置于外展外旋位制动。

1. 口服消炎镇痛药　双氯芬酸钠缓释片（每次 75～100mg，每天 1 次），双氯芬酸钠肠溶片（每次 25mg，每日 3 次），吲哚美辛片（每次 25mg，每日 3 次），吡罗昔康片（每次 20mg，每日 1 次），选用一种。

2. 物理治疗　可选用电子波谱治疗、中频治疗、超声波治疗、蜡疗、离子导入、热敷。

3. 类固醇激素局部注射　滑液囊肿大者，先行穿刺抽液，用醋酸氢化可的松 1mL，1% 普鲁卡因或利多卡因 2～4mL 囊内混合注射，每周 1 次，以 3 次为限。

4. 康复治疗　用于慢性期，注意不要增加疼痛，以恢复肩关节在三个轴上的运动功能。

5. 手术治疗　对保守治疗无效者，可考虑手术治疗，包括滑囊切除术、冈上肌腱钙化灶刮除术、肩峰和喙肩韧带切除成形术等。

六、预防与调护

急性疼痛期应注意休息，避免肩关节过度外旋、外展、上举活动；注意保暖，避免肩部受到寒冷刺激。亚急性期和慢性期，注意勿使肩关节过度疲劳，以免加重病情。可配合自我热敷治疗。平常加强肩关节锻炼和练功活动，积极治疗肩部其他慢性疾病。

第五节　肱二头肌肌腱疾病

肱二头肌位于上臂前侧，呈梭形。肱二头肌有长、短二头，故名。长头起于肩胛骨盂上结节，短头起于肩胛骨喙突。长头与短头在肱骨中部汇合为肌腹，下行至肱骨下端，集成肌腱，止于桡骨粗隆和前臂筋腱膜。

肱二头肌是上肢重要的屈肌。近固定时，肱二头肌使前臂向上臂靠拢和旋外，肘关节屈曲；远固定时，肱二头肌使上臂向前臂靠拢。其主要功能是屈肘、使前臂旋外，并有前屈、内收盂肱关节的作用。由于肱二头肌在肘、肩关节运动中的重要作用，故其肌腱容易受到损害，发生疾病。

肱二头肌短头肌腱炎

肱二头肌短头肌腱炎是指肱二头肌短头肌腱及喙肱肌受到牵拉刺激，引起局部充血、水肿、纤维化、粘连等无菌性炎症，又称肱二头肌短头肌腱损伤，属肩部筋伤范畴。肱二头肌短头肌腱起于肩胛骨的喙突尖部、喙肱肌下面、胸小肌外侧，向外下方走行，与从结节间沟中下行的肱二头肌长头肌腱会合并移行为肌腹。肱二头肌短头肌腱比长头肌腱短而粗，几乎参与肩部的所有活动，但其肌腱周围缺乏腱鞘、韧带等保护性装置，并与肱二头肌肌腹的走行不在同一轴线上，故容易受到急、慢性损伤。由于解剖和生物力学的关系，肱二头肌短头肌腱损伤往往伴有喙肱肌损伤。若治疗不当，可诱发肩关节粘连。肱二头肌短头肌腱炎多见于从事投掷、吊环、单杠、举重、排球等项目的运动员或相关职业者，在肩部软组织损伤疾患中发生率比较高，是一种常见病。肱二头肌短头肌腱损伤是肩周炎形成因素之一，及时治疗可预防由此诱发肩周炎。

一、病因和发病机理

1. 中医病因病机 病因主要是慢性劳损和肩部外伤，亦与风寒湿邪侵袭有关。慢性劳损，肩部外伤，累及经筋，致使气滞血瘀，经络阻滞，不通则痛，活动受限。风寒湿邪侵袭，留滞经络，气血运行不畅，不通则痛，活动障碍。年老体衰，肝肾不足，精血亏虚，筋肉失养，亦与本病的发生有关。

2. 西医病因病理

（1）急性损伤、慢性劳损 喙突、盂上结节、肱二头肌长头肌腹和短头肌腹相交点，这三点连线构成三角形。在上臂外展和后伸时，肱二头肌短头及其肌腹为锐角三角形的长边，承受较大的牵拉力，承担的负荷大于长头。当肘关节处于屈曲位，肱二头肌收缩时，肩关节过度外展、后伸，短头肌腱犹如弓弦绷紧，或遭受外力伤害，导致肱二头肌短头肌腱喙突附着处发生撕裂，继而出现充血、水肿、粘连等变化，发为本病。

（2）退行性病变 肱二头肌短头肌腱本身退变或邻近骨质退变，喙突附着点附近经常牵扯，引起微细损伤而出现无菌性炎症反应，局部发生充血、渗出、肿胀、增生、机化、粘连等一系列创伤性炎症反应，使肌腱肿胀、变硬、挛缩、粘连而出现临床症状。

二、临床表现

1. 病史 多有肩部慢性劳损、急性损伤史或感受风寒病史。

2. 疼痛 肩部前内侧喙突处疼痛，初起为阵发性，后逐渐加重变为持续性，可蔓延到全肩、上背部。昼轻夜重，甚则痛不能眠。在肩部劳累、受寒、受压、被动牵拉时，疼痛加重。肩关节外展、外旋、后伸时疼痛加重，内收、内旋位时疼痛缓解。急性患者肩关节多呈内收、内旋位。

3. 压痛 肩前部肌肉僵硬，喙突处明显压痛，可有肿胀，慢性患者可触及短头肌腱增粗变硬。

4. 活动受限 肩关节活动受限，尤以前屈、上举、外展、后伸、旋转明显。

5. 特殊体征 肱二头肌短头肌腱抗阻力试验阳性。患者坐位，患肢曲肘，肩外展90°，后伸40°。术者一手握住患侧前臂腕部，另一手拇指按压于喙突处，嘱患者作曲肘活动。术者在腕部的手与患者作对抗动作，此时喙突部有明显压痛，或压痛加重者为阳性。肩关节抗阻力前屈内收、前臂抗阻力旋前试验阳性。

6. X 线检查 多数患者无异常。少数病程长、病情重者，可见肱二头肌短头肌腱密度增高并有点状钙化影。

三、诊断要点

1. 有劳损史，但不一定有外伤史。
2. 上肢后伸、反手摸背、上举受限。
3. 喙突处疼痛、压痛。
4. 肱二头肌短头肌腱抗阻力试验阳性。

四、鉴别诊断

1. 肱二头肌短头肌腱扭伤 有肩部急性外伤史，多见于小儿和运动员。肩前部喙突疼痛、压痛，肩关节外展及后伸功能受限。患者为减轻疼痛，常使肩关节保持在内收、内旋位。

2. 肩周炎 肩痛范围广泛，夜间疼痛加重。可有肩部压痛。肩关节主动、被动活动均明显受限，有"扛肩"现象，即肩关节主动或被动外展时，患侧肩胛骨随之向外上方移动，肩部随之高耸。没有疼痛弧，肩部从开始活动到整个运动幅度内均有疼痛。

3. 肱二头肌长头肌腱炎 肩痛位于肩外侧部，肱骨结节间沟处压痛，肩关节外展、后伸及旋转活动受限，并且引起疼痛。肱二头肌抗阻力试验阳性，即在抗阻力情况下，屈肘及前臂旋后时，肱二头肌长头肌腱周围出现剧烈疼痛。X 线检查见肱骨结节间沟变窄变浅、粗糙甚至有骨赘形成。

五、治疗

（一）中医

1. 针灸 近端取阿是穴（喙突），患侧肩前、肩髃、臂臑，远端取阳陵泉、合谷。毫针针刺，急性期、实证用泻法，留针 20 ~ 30 分钟；慢性期、虚证用补法，留针 20 ~ 30 分钟。均可配合使用电针，用连续波，刺激强度以患者能耐受为度。针刀治疗：患者仰卧在治疗床上，患侧上肢与躯干呈30°夹角。以痛点（多在喙突）为进针刀点，刀口线与肱二头肌短头走向平行刺入，达骨面。先纵行剥离，再横行剥离，如瘢痕较重，可切开剥离 2刀。注意按压，防止血肿形成。还可使用肩部艾灸、温针疗法。

2. 中药

（1）内服

1）瘀滞证　见于急性发作期。肩部前内侧喙突处疼痛，并有压痛、肿胀，肩前部肌肉僵硬，可触及硬结，肩关节活动受限，舌质暗红，或有瘀点、瘀斑，舌苔薄白，脉弦或细涩。治以行气活血，通络止痛，用舒筋活血汤加减。

2）寒湿证　肩部前内侧喙突处酸胀冷痛，或有肿胀，遇冷加重，得温减轻，舌质淡，苔白滑或腻，脉弦滑。治宜温经散寒，除湿通络，方用羌活胜湿汤加味。

（2）外用　可选用麝香追风膏、奇正消痛贴膏、风湿膏、云南白药膏、红花油等，也可选用海桐皮汤热敷治疗。

3. 手法治疗

治法：松解粘连，滑利关节，通络止痛。初期以止痛为主，后期以改善功能为主。

部位及取穴：肩前部、上臂前部、肘部；肩髃、肩髎、臂臑、尺泽、曲池、阿是穴。

手法：点、按、擦、按揉、拨、搓、抖法。

操作：

（1）初期

1）用点法或按法，点按局部痛点及肩髃、肩髎、臂臑、尺泽、曲池等穴，每穴约1分钟。

2）用掌擦法擦肩前方，以透热为度，并配合局部热敷。

（2）后期

1）按揉肩前部3~5分钟，同时配合肩关节的前屈、外展、外旋和后伸活动。

2）用拇指端点法或屈拇指点法，点按喙突部压痛点及肩髃、肩髎、臂臑、尺泽、曲池等穴，每穴约1分钟。

3）用拨法拨肩前痛点，约1分钟。

4）用肩关节摇法，摇患侧肩关节，约5~10次。幅度由小渐大，以患者能忍受为度。

5）用搓法搓患侧上肢，约3~5遍。

6）用擦法擦肩前部，以透热为度。

7）用抖法抖动患侧上肢，约1分钟。

（二）西医

1. 制动 对于急性严重损伤者，局部制动，减少肩部和上肢活动，注意休息。避免过度使用肩关节。

2. 口服消炎镇痛药 双氯芬酸钠缓释片（每次75mg或100mg，每日1次），双氯芬酸钠肠溶片（每次25mg，每日3次），吲哚美辛片（每次25mg，每日3次），吡罗昔康片（每次20mg，每日1次），选用一种。

3. 理疗 可选用电子波谱治疗、中频治疗、超声波治疗、蜡疗、离子导入、热敷治疗等，均有助于炎症消退。

六、预防与调护

1. 肩部急性损伤，初期宜制动，减少肩、肘关节活动，后期积极进行肩关节功能锻炼。

2. 注意局部保暖，防止受风受凉。

3. 自我推拿保健，按揉、手指敲打患侧肩部，舒缓活动患肩，每次5~10分钟，每天1~2次。

肱二头肌短头肌腱扭伤

肱二头肌短头肌腱扭伤，又称牵拉肩，多见于小儿和运动员，是一种肩部扭挫伤。

一、病因和发病机理

小儿受到突然牵拉时，肱二头肌短头肌腱出现轻微错缝，产生损伤。成年人多由于动作不协调，在上臂上举并旋外的情况下（如投掷手榴弹），肱二头肌短头肌腱在受到突然的牵拉、扭转外力作用下，发生肌腱的扭转损伤，甚至发生部分肌纤维的撕裂。

二、临床表现

1. 病史 肩部急性外伤史。

2. 肩痛 自觉肩前部、上背部疼痛，严重者肩部肌肉痉挛疼痛或持续性钝痛。

3. 压痛 位于喙突。

4. 肩关节活动障碍 肩关节外展及后伸功能受限。患者为减轻疼痛，常使肩关节保持在内收、内旋位。损伤日久，肩部多方向活动受限。患儿拒绝活动患肢，哭闹。

5. X 线检查　无异常表现。注意排除撕脱性骨折。

三、诊断要点

1. 急性肩部外伤史。
2. 肩前部疼痛，喙突压痛。
3. 肩关节外展及后伸功能受限。

四、鉴别诊断

1. 肱二头肌短头肌腱炎　病史较长，往往有慢性劳损或急性损伤病史。与长期从事投掷、吊环、单杠、举重、排球等运动或相关职业有关。肩部前内侧喙突处疼痛、压痛，肩关节活动受限，尤以前屈、上举、外展、后伸、旋转明显。肱二头肌短头肌腱抗阻力试验阳性，肩关节抗阻力前屈内收、前臂抗阻力旋前试验阳性。

2. 肱二头肌长头肌腱炎　肩痛位于肩外侧部，肱骨结节间沟处压痛，肩关节外展、后伸及旋转活动受限且引起疼痛。肱二头肌抗阻力试验阳性，即在抗阻力情况下，屈肘及前臂旋后时，肱二头肌长头肌腱周围出现剧烈疼痛。X 线检查见肱骨结节间沟变窄变浅、粗糙甚至有骨赘形成。

五、治疗

参见"肩部扭挫伤"一节。

1. 手法治疗　患者屈肘，术者一手握其腕上，另一手拇指按于喙突处，使上臂后伸、外展。顺外下方向用分筋、理筋法使错缝的肌腱回复原位，再以摇肩法做各个方向的运动。

2. 固定方法　损伤早期，疼痛较重者可用三角巾将伤臂悬吊在胸前，短期制动。疼痛缓解后，应行肩部功能锻炼，以增强肌力，恢复肩关节的功能。

肱二头肌长头肌腱炎

肱二头肌长头肌腱炎是指肱二头肌长头肌腱在腱鞘内长期摩擦劳损，发生退变、粘连，肌腱滑动受限，出现肩部疼痛、活动障碍的疾病。肱二头肌长头肌腱起于肩胛骨盂上结节，在肱骨结节间沟与横韧带形成的骨纤维管道中通过（图 8 - 2）。当肩关节后伸、内收、内旋时，该肌腱滑向上方；而当肩关节前屈、外展、外旋时则滑向下方。在上肢外展位屈肘时，肱二头肌长头肌腱容易磨损。长期的摩擦或过度活动引起肌腱病变，腱鞘充血、水肿、增厚，造成腱鞘滑膜层急性水肿或慢性损伤性炎症，导致肱二头肌长头肌腱在腱鞘内滑动障碍，出现临床症状。因此肱二头肌长头肌腱炎也称肱二头肌长头腱鞘炎。本病好发于 40 岁以上的中年人，多因外伤或劳损后急性发病，是肩痛的常见原因。其临床表现主要为肩部疼痛、压痛明显、肩关节活动受限等。若不及时治疗，可发展成为肩周炎。

一、病因和发病机理

1. 中医病因病机 病因主要是慢性劳损，与肩部外伤、风寒湿邪侵袭有关。慢性劳损，跌仆闪挫、肩部外伤，累及经筋，致使气滞血瘀，经络阻滞，不通则痛，活动受限。风寒湿邪侵袭，留滞经络，气血运行不畅，不通则痛，活动障碍。年老体衰，肝肾不足，精血亏虚，筋肉失养，亦与本病的发生有关。

2. 西医病因病理 本病多因肩部过度活动而劳损所致，常见于长期使用肩部反复过度劳动的体力工作者如搬运工，或从事投掷、棒球等运动的运动员。他们反复使肩关节处于活动范围极限，导致肱二头肌长期的劳损，往往因外伤或受凉急性发病。长期磨损，肌腱发生退行性变，腱鞘充血、水肿、增厚，甚至粘连，肌腱滑动不利，出现肩痛和活动受限。肱骨外科颈骨折后结节间沟不平整者，易发本病。因肱二头肌长头肌腱有一部分在盂肱关节囊内，其腱鞘与盂肱关节腔相通，故盂肱关节的慢性炎症也可引起腱鞘充血、水肿、增厚等改变，从而出现相应症状；而肱二头肌长头肌腱炎也可能影响到盂肱关节。肩袖的损伤、钙盐的沉着亦可累及此腱鞘，而形成腱鞘炎。

二、临床表现

1. 肩痛 位于肩前外侧部，可向上臂前外侧和颈部放射，夜间加剧，肩部活动后加重，休息后好转。急性期不能取患侧卧位，穿、脱衣服困难。

2. 压痛 位于肱骨结节间沟处。

3. 活动受限 早期肩部活动无明显受限，但外展、后伸及旋转时疼痛，患者常将上臂紧贴身体，避免上肢旋转活动。随病情加重，肩关节外展、后伸及旋转活动受限且有疼痛。反手摸背时，患手不能触及对侧肩胛下角。

4. 肱二头肌抗阻力试验（叶加森征）阳性 在抗阻力情况下，屈肘及前臂旋后时，肱二头肌长头肌腱周围出现剧烈疼痛。Speed 试验、勒丁顿氏征均为阳性。

5. 肌肉萎缩　合并肩周炎或其他疾患者，疼痛范围广，可见肩关节僵硬及肌萎缩。

6. X 线检查　肩部后前位 X 线片多无明显异常。疑为肱二头肌长头腱鞘炎时应常规摄肱骨结节间沟切线位 X 线片。部分患者可见结节间沟变窄、变浅、沟底或沟边有骨刺形成。

三、诊断要点

1. 多见于中年人，有肩部过度劳累史，或有肩部外伤史。
2. 肩前外侧部疼痛，肩外展、后伸及旋转活动受限。
3. 肱骨结节间沟处压痛。
4. 肱二头肌抗阻力试验、斯比德试验、勒丁顿氏征均阳性。
5. 肩部 X 线检查无明确骨关节结构改变。

四、鉴别诊断

1. 肱二头肌长头肌腱滑脱　结节间沟处肿胀、疼痛。肩关节各方向活动受限，尤以盂肱关节为重。如脱位长腱绞锁，则肩关节不能活动。上臂无力、呈内旋位，肘关节屈曲。用一手固定患肘于屈曲 90° 位，做肩关节外展、内外旋转活动，另一手在肱骨结节间沟上部触摸，可以明显感觉到肌腱在沟内外滑动，发出弹响声，并有局部疼痛。

2. 肱二头肌肌腱断裂　或为自发性断裂，多有肱二头肌肌腱炎病史；或为急性损伤断裂，皮下有瘀斑。二者均有局部锐利撕割样疼痛，屈肘无力，肩前外侧肿胀。断裂后，屈肘时可见肱骨结节间沟处有"肿物隆起"，其下方可见凹陷。

3. 肩周炎　起病慢，肩部疼痛和肩关节活动障碍逐渐加重，主动和被动活动均受限，夜间肩痛明显，有"扛肩"现象，肩关节主动或被动外展时，患侧肩胛骨随之向外上方移动，肩部随之高耸。

五、治疗

（一）中医

1. 针灸　近端取肩髃、肩髎、臂臑、臑会、阿是穴（肱骨结节间沟），远端取阳陵泉、合谷。毫针针刺，急性期、实证用泻法，留针 20～30 分钟；慢性期、虚证用补法，留针 20～30 分钟。均可配合使用电针，用连续波，刺激强度以患者能耐受为度。还可使用肩部艾灸、温针、拔火罐疗法。

2. 中药

（1）内服

1）瘀滞证　见于急性发作期。肩部外侧痛，夜间明显，肱骨结节间沟处压痛、肿胀，可触及硬结或活动时有滑动摩擦感，肩关节活动受限，舌质暗红，或有瘀点瘀斑，舌苔薄白，脉弦或细涩。治以活血化瘀，通络止痛，用舒筋活血汤加减。

2）寒湿证　肩部沉重酸胀冷痛，或有肿胀，遇冷加重，得温减轻，舌质淡，苔白滑或腻，脉弦滑。治宜温经散寒，除湿通络，方用羌活胜湿汤加味。

（2）外用　可选用麝香追风膏、奇正消痛贴膏、风湿膏、云南白药膏、红花油等，也可选用海桐皮汤热敷治疗。

3. 手法治疗　旨在舒筋通络，活血止痛。

（1）滚按肩部，再点按肩部腧穴，以舒筋活血止痛。

（2）弹拨筋肉，以松解粘连、软化硬结。

（3）摇肩，恢复肩关节功能；摩、揉、搓擦肩部，以舒筋活血。

（4）牵抖、捋顺肩部收尾。

4. 固定方法　急性期可将患肢屈肘 90°，用三角巾悬挂胸前，患肩制动 1～2 周。

5. 练功活动　待症状基本消失后，可逐渐进行患肩功能锻炼，以前屈上举活动为主，同时可做耸肩、摇肩、晃肩、摆肩运动，以预防肩周炎。

（二）西医

1. 制动　局部制动，减少肩部和上肢活动，注意休息。避免过度使用肩关节。

2. 口服消炎镇痛药　双氯芬酸钠缓释片（每次 75mg～100mg，每天一次），双氯芬酸钠肠溶片（每次 25mg，每日 3 次），吲哚美辛片（每次 25mg，每日 3 次），吡罗昔康片（每次 20mg，每日 1 次），选用一种。

3. 局部封闭治疗　必要时使用。取 2% 利多卡因注射液 1mL 与 1% 醋酸曲安奈德注射液 1～2mL 的混悬液注射于肱二头肌结节间沟处腱鞘之内，早期者 1 针即可见效，对顽固者可每周 1 次，不超过 3 次。有的患者注射 3 日内可因药物反应，症状稍有加重。

4. 理疗 可选用电子波谱治疗、中频治疗、超声波治疗、超声药物渗入治疗、蜡疗、离子导入、热敷治疗、冰敷等,有助于炎症消退。

冰敷、超声药物渗入疗法用于早期肱二头肌长头肌腱炎的治疗。冰敷置于肱骨头前方,有即时止痛的作用。在肱骨头前方进行的超声药物渗入疗法在体瘦的患者能够提供止痛和消肿的作用。

5. 体育锻炼 疼痛缓解后,即行体育锻炼,防止发生冻结肩。①肩部主动活动:弯腰,患肢放松下垂,作肩部摆动运动,一日多次。②爬墙运动:患者面对墙壁,患手顺墙向上活动,逐渐恢复肩部外展和上举功能。③滑车带臂上举法:两手分别拉住装在墙上的滑轮绳子两端,上下来回滑动,以恢复肩部外展活动。

对单纯的肱二头肌长头肌腱炎患者,每天进行肩关节负重钟摆训练,可增加肩峰下间隙,能够为肱二头肌长头肌腱提供更多的活动自由。可配合屈肘肌等长收缩紧张性练习。肩关节负重钟摆牵张训练应贯彻整个康复期。1周3次进行上述训练,肌腱炎的复发率下降。

6. 手术治疗 适用于顽固性肱二头肌长头肌腱炎。疼痛严重、关节活动明显受限,经半年以上保守治疗无效者,可考虑手术治疗。在结节间沟下方将肱二头肌的长头肌腱切断,远侧断端与肱二头肌短头腱缝合,或固定于肱骨上,消除肌腱的摩擦,解除症状。术后,上肢贴胸包扎2周,而后开始体育锻炼。少数需手术治疗者,术后要用抗生素。应根据具体情况,选择不同的抗生素。

六、预防与调护

在日常工作和生活中,避免长时间连续不断的不协调的肩关节活动,特别要避免过度的上肢外展位屈伸肘关节活动。急性发作期疼痛较重者,要注意休息,肩关节制动,避免吹风受凉。缓解恢复期要加强肩部练功活动,以恢复肩关节功能,预防肩周炎。

肱二头肌长头肌腱滑脱

肱二头肌长头肌腱滑脱是由于长期反复或突然受到外力的牵拉、扭转、磨损,或肌腱伸缩运动失调等,导致肌腱位置移动,引起肩部疼痛和活动受限的疾病,是典型的中医"筋出槽"现象。

肱二头肌长头肌腱起于肩胛骨盂上结节,向下越过肱骨头,穿过肱骨横韧带和肱二头肌腱鞘的伸展部，行于结节间沟的骨纤维管内。结节间沟的内侧为肩胛下肌，外侧的上部为冈上肌和喙肱韧带，下部为胸大肌覆盖。关节囊伸入结节间沟，肌腱受滑膜包围。肱骨横韧带横跨结节间沟，为肱骨的固有韧带。该韧带有一部分与关节囊愈合。肱二头肌长头肌腱较长，可分为三部分。上部分称关节内部分，为肩胛骨盂上结节至结节间沟上界之间。中间部分称管内部分，走行于结节间沟内，外包裹滑膜鞘。下部分称关节外部分，是结节间沟下界至肌腱与肌腹的移行部。肱二头肌长头肌腱的关节内部分和管内部分的表面均覆有一层滑膜层。滑膜层在肱二头肌长头肌腱盂上结节附着处附近与关节囊滑膜层移行。肱骨横韧带对固定肱二头肌长头肌腱和滑膜鞘起着重要的作用。

一、病因和发病机理

正常情况下，肱二头肌长头肌腱在肱骨结节间沟内滑动，并有滑膜保护，沟嵴上有横韧带覆盖。当保护肱二头肌长头肌腱的胸大肌、肩胛下肌抵止部发生撕裂，致使该肌腱在结节间沟的内缘之上滑动，即发为本病。

（一）外伤性滑脱

肩部经常过度外展、外旋，或突然用力外展、外旋时，胸大肌或肩胛下肌的抵止部发生急、慢性损伤，致使肱二头肌长头肌腱滑动于结节间沟内缘之上，导致滑脱。外伤性滑脱常为肩关节损伤的并发症，见于肩关节脱位、肱骨大结节或肱骨外科颈骨折。结节间沟上的肱骨横韧带撕裂，也可引起肱二头肌长头肌腱滑脱。

（二）习惯性滑脱

因先天性小结节发育不良，结节间沟内侧壁坡度减小，或因中年以后，关节发生退行性变，结节间沟底部骨质增生，沟床变浅等，导致肱二头肌长头肌腱弛缓或延长，引起肌腱经常滑脱。

二、临床表现

1. 病史　有先天性肱骨小结节发育不良，结节间沟变浅，或长头肌腱本身及周围肌腱、韧带松弛、变性，以及肩部急、慢性损伤病史。

2. 肩痛　损伤或肌腱滑脱后，出现肩痛。患者多用健手托扶患肢前臂，以减少因活动或上肢重量所造成的疼痛。

3. 压痛　结节间沟处明显压痛。

4. 肿胀　在疾病早期或损伤严重时，可因局部水肿等炎症变化而出现以结节间沟为中心的肿胀。

5. 活动受限　肩关节各方向活动受限，尤以盂肱关节为主，仅肩胸关节活动存在。上臂无力，上臂呈内旋位，肘关节屈曲。有时脱位的长头肌腱发生绞锁，致肩关节不能活动。

6. 摩擦感和弹响声　用一手固定患肘于屈曲90°位，做肩关节外展、内外旋转活动，另一手在肱骨结节间沟上部触摸，可以明显感觉到肌腱在沟内外滑动、摩擦，发出弹响声，并有局部疼痛。

7. X 线检查　无异常发现。严重外伤者，注意排除骨折及关节脱位。

三、诊断要点

1. 肩痛，结节间沟处较重。结节间沟处明显压痛。

2. 肩关节各方向活动受限，尤以盂肱关节为重。如有长头肌腱脱位、绞锁，则肩关节不能活动。

3. 肩关节被动外展、外旋活动时，可感知长头肌腱在小结节上滑动，且可闻及弹响声。

四、鉴别诊断

1. 肱二头肌长头肌腱炎　肩前外侧部疼痛，肱骨结节间沟处压痛。肩外展、后伸及旋转活动受限。叶加森征阳性。

2. 肱二头肌肌腱断裂　青年患者有明确外伤史，常听到肌腱断裂声，肩部突然疼痛，活动障碍。中年患者常无明确外伤史，但有肩痛史，在上臂用力时突然肩部疼痛、无力。上臂掌面出现软组织包块，屈肘无力。近期断裂者，结节间沟处压痛。

五、治疗

（一）中医

1. 手法治疗　选取阿是穴、肩内陵、肩髃、肩髎、肩贞等穴位，运用按揉、弹拨、擦法及被动运动等手法，以活血理筋整复。具体操作如下。

推揉舒筋：患者坐位，术者站于患侧，用一手托起前臂，将肩关节置于轻度外展内旋位。先推揉、拿捏肩前及肩外侧，配合按揉肩内陵、肩髃、肩贞、肩髎、曲池、手三里等穴，以舒筋活血。

牵拉回旋弹拨：接上势，术者一手握住患者腕部，掌心向前，另一手扶住患肩前内侧，用拇指抵住肱骨小结节内侧缘，两手用力作对抗牵引，同时将患肩外展至60°左右，前屈40°左右，随即将患肩迅速内旋，另一手拇指用力向外上方弹拨滑脱之肱二头肌长头肌腱，重复3~4次，指下有跳动感，提示筋复原位。如肱二头肌长头肌腱向上嵌入于腱管内，则须在肱二头肌长头肌腱联合处弹拨，将嵌入的肌腱向外拨出，再行复位。

固定方法：整复成功后，将患肢内收内旋，用三角巾将伤臂悬吊在胸前2~3周，以减少肩部活动，有利于损伤的修复。

注意事项：

（1）整复时，双手动作要协调，患肩急速内旋与拇指的弹拨动作须同时完成。

（2）肩关节脱位或骨折导致肱二头肌长头肌腱滑脱，须在脱位或骨折整复后，选择适当时机进行手法整复。陈旧性滑脱伴有肩关节功能明显障碍者，也可作手法治疗。

（3）急性损伤致肱二头肌长头肌腱滑脱，手法复位后应配合冷敷治疗2日（每日2~3次，每次3~5分钟），而后改为热敷或中药熏洗（每日2次，每次5~10分钟）。

（二）其他

参见"肱二头肌长头肌腱炎"一节。

肱二头肌长头肌腱断裂

肱二头肌长头肌腱起于肩胛骨盂上结节，行走于盂肱关节囊内，穿出关节囊后在肱骨结节间沟与横韧带形成的纤维管道中通过，与肱二头肌短头肌腱融合共同止于桡骨粗隆的后部。

肱二头肌是强有力的屈肘肌，同时也是前臂的旋后肌，断裂的部位多在肱二头肌长头肌腱与肩关节囊交界处，少数可以发生在关节囊内的起点处，极少数发生在肌腹和肱二头肌腱交界处。

一、病因和发病机理

本病多见于中年以后。肝肾亏虚，气血不足，筋肉失养，肌腱发生退行性改变，肱二头肌长头肌腱在关节囊处形成粘连，或由于结节间沟处的日常摩擦引起肌腱退行性改变。在此基础上，即使较轻的外力作用，肱二头肌收缩也可引起肌腱断裂。年轻患者多由于在未做好准备的情况下，突然强力屈肘，肱二头肌强烈收缩，引起肌腱的断裂，断裂的部位多在肌腱与肩关节囊交界处。

二、临床表现

1. 青年患者常有明显外伤史，并常可听到肌腱断裂声，肩关节突然疼痛，活动障碍。中年患者常无明显的外伤史，但以往有肩部疼痛史，在上臂用力时突然肩部疼痛、无力，但一般无明显功能障碍。

2. 肱二头肌长头肌腱如在上部突然完全断裂，因肌肉收缩下移，会在上臂中下 1/3 处出现一软组织包块，抗阻力屈肘时包块更为明显，肌力较健侧减弱。若断裂在下部肌腹与肌腱交界处，则肌腹上移，下 1/3 区变平坦。近期断裂者，结节间沟处压痛，屈肘无力，肌力较健侧减弱。慢性断裂者，可无明显功能障碍，或仅感觉肩部轻度酸痛。肌腱断裂一般无出血现象，若肌腹或肌腹下部与肌腱交界处断裂则可见皮下瘀斑。

3. X 线检查无异常发现。注意排除撕脱性骨折。

三、诊断要点

1. 青年患者突发肩部外伤，引起肩痛、活动障碍，伴有肌腱断裂声。中年患者既往有肩痛史，在上臂用力时突然肩痛、无力。

2. 上臂掌面出现软组织包块，屈肘无力。近期断裂者，结节间沟处压痛。

四、鉴别诊断

1. 肱二头肌长头肌腱炎　肩前外侧部疼痛，肱骨结节间沟处压痛。肩外展、后伸及旋转活动受限。叶加森征阳性。

2. 肱二头肌长头肌腱滑脱　结节间沟处肿胀、疼痛。肩关节各方向活动受限，尤以盂肱关节严重。如脱位长腱绞锁，则肩关节不能活动。上臂无力、呈内旋位，肘关节屈曲。用一手固定患肘于屈曲90°位，做肩关节外展、内外旋转活动，另一手在肱骨结节间沟上部触摸，可以明显感觉到肌腱在沟内外滑动，发出弹响声，并有局部疼痛。

五、治疗

（一）中医

手法理筋与固定　中年以上患者，应根据肩部的既往病史，以轻手法按摩舒筋为主，以调气活血而减少疼痛，增加肩周肌肉力量。对青年患者，断裂早期不宜手法治疗。损伤早期疼痛较重者，可用三角巾将伤臂悬吊在胸前制动，疼痛缓解后，可行肩部锻炼，以增强肌力，恢复肩关节的功能。

（二）西医

手术治疗　对青年患者，要争取恢复前臂旋后及屈肘功能，应早期手术修补；老年患者如有特别疼痛和功能严重障碍者，则考虑手术治疗，一般不必手术。手术方法是将断裂肌腱移至喙突或固定在结节间沟，同时行前肩峰成形术以消除撞击因素。

（三）其他

参见"肩部扭挫伤"一节。

第六节　肩部扭挫伤

肩部扭挫伤是指肩部受到打击或碰撞，过度牵拉或扭曲，引起肩部关节囊、肌肉、肌腱、韧带、筋膜等软组织的损伤。肩关节盂浅、关节囊松弛、韧带薄弱，主要依靠周围的肌肉来维持稳定，故扭挫跌仆容易导致肩部扭挫伤。本病为闭合伤，发生部位多在肩上方或外侧方，任何年龄均可发生，以运动员、老年人多见。可分为新伤、陈伤两类。

一、病因和发病机理

1. 中医病因病机　外来暴力作用，或自身用力过度，损伤肩部筋肉，血络破裂，血溢脉外，气滞血瘀，不通则痛，活动受限。日久不愈，复受风寒湿邪，经络阻滞，可能转为肩周炎。

2. 西医病因病理　打击、碰撞、牵拉、扭曲等外来暴力作用于肩部，投掷物体用力过度，跌仆摔倒，引起肩部关节囊、肌肉、韧带、筋膜等软组织损伤甚至撕裂，细小血管破裂，出血瘀肿，导致肩部疼痛、功能障碍。肩关节处在不同位置，受到不同形式力量的作用，则形成的损伤有异。如碰撞性暴力来自肩部外侧方，则喙锁韧带首先受到影响；而跌倒时来自冠状面的侧向暴力容易损伤肩锁关节；当上肢处于外展或上举状态时，突然受到冲击外力，易产生牵拉性损伤，重者还可出现肌腱部分或全部撕裂；损伤严重者，可合并骨折、脱位。若扭挫伤严重，治疗不当，迁延不愈，可继发肩周炎。

二、临床表现

1. 病史　有明确的外伤史。

2. 肩痛　伤后肩痛，多为钝痛，肩部活动时加重。一般性挫伤患者在当时不在意，休息后开始出现，逐渐加重，常在 5 天左右减轻。

3. 压痛　扭伤的压痛点多在肌腱、韧带的起止点，而挫伤则多在损伤部位。

4. 瘀肿　挫伤者，可见皮下青紫，局部瘀肿。扭伤较重者，有纤维组织的断裂，出现局部瘀肿，皮下青紫。

5. 活动障碍　肩关节活动受限。

6. X 线检查　肱骨、锁骨、肩胛骨及肩关节、肩锁关节等结构关系正常。排除肱骨外科颈嵌入性骨折、肱骨大结节撕脱性骨折、肩关节脱位及肩锁关节脱位。

三、诊断要点

1. 病史　外伤史。

2. 症状　肩痛。

3. 体征　压痛、瘀肿、活动障碍。临床应检查是否合并骨折、关节脱位、肌腱断裂。如冈上肌腱断裂，则冈上肌肌力消失，上肢无力外展上举。

4. X 线检查　排除骨折、关节脱位。

四、鉴别诊断

1. 肩部骨折、脱位　如肱骨外科颈骨折、肱骨大结节撕脱性骨折、肩锁关节损伤、肩关节脱位等，根据临床表现和 X 线检查结果，可以鉴别。

2. 肩袖损伤　依据临床表现，结合 MRI、关节镜检查可以鉴别。

3. 肱二头肌断裂　根据临床表现，结合 MRI、关节镜检查可以鉴别。

五、治疗

（一）中医

1. 针灸　急性期可取远部穴位合谷、阳陵泉止痛；恢复期可选取近部穴位肩髃、肩髎、肩前、肩贞、肩井、阿是穴，以行气活血，通络止痛。毫针针刺，可配合电针，用连续波，以患者耐受为度。局部瘀肿严重者，可用注射针头放出适量瘀血，以利于恢复。

2. 中药

（1）内服

1）血瘀气滞证　见于早期，肩部肿胀，或有皮下瘀血，疼痛拒按，舌质暗或有瘀点，苔薄白或薄黄，脉弦或沉涩。治宜散瘀消肿，通络止痛，方用舒筋活血汤或正骨紫金丹加减。痛重难忍者，加服云南白药或七厘散。

2）血虚络阻证　见于恢复期，肩痛，活动受限，舌质淡，苔薄白，脉弦。治以补血荣筋，通络止痛，方用补筋丸加减。

3）风寒湿阻证　见于后期，肩部酸胀、疼痛、沉重，遇风寒加重，得温暖减轻，舌质淡，苔薄白或腻，脉弦紧。治宜祛风散寒，除湿通络，方用三痹汤加减。如伴有肩关节活动不利，治宜活血舒筋，方用小活络丹加减。

（2）外用　可外用正骨水、红花油、万应止痛膏、活血止痛膏、跌打万花油。

3. 手法治疗
急性肩部扭挫伤，局部疼痛、肿胀较重，患者精神紧张，不做手法治疗；待恢复期肿胀消退、疼痛减轻，再行手法治疗。

（1）先在肩部采用点按、拿捏、推摩等手法，以舒筋缓急、活血通络。

（2）次在痛点部位采用拨筋、弹筋手法3～5次，并与拿捏手法相间使用，以缓解痉挛、消瘀定痛。

（3）再在适当牵引下用直臂摇肩法、屈臂摇肩法旋转摇肩，幅度由小到大，反复5～7次，以舒理筋肉、舒利关节。

（4）最后以抖法、捋顺手法收功。

4. 固定方法
损伤较重者，屈肘90°，用颈腕关节吊带悬挂在胸前3～7天，限制肩关节活动，以利于损伤修复。若病情允许，应尽早练功。

5. 练功活动
以主动活动为主，被动活动为辅。通过练功，恢复肌肉力量和肌腱、韧带等组织弹性，预防组织粘连，加强肩关节功能。

耸肩：动作由小到大，由慢到快，在悬吊期内即可开始。

耸肩环绕：两臂侧平举，屈肘，以指松散接触肩部，按顺、逆时针方向环绕。

展旋：单侧或双侧，手心始终向上，自腰侧旋向后方伸直，移向侧方，屈肘，手心仍向上，手背从前方过头、伸肘，顺滑至侧方，沿前方降下，手心仍向上，恢复原势。重复进行，也可双臂同时做，展旋时配合左右弓步及上身前俯后仰。

弯腰旋肩：弯腰，患肢自然下垂，先做前后甩动动作，再做环转动作。

活动范围由小到大，时间由短到长。

（二）西医

理疗　损伤初期，可做冰敷治疗；中后期可做热敷、电子波谱治疗、中频治疗、红外线治疗、超声波治疗。

六、预防与调护

平常注意避免肩部受伤和超出正常范围的肩关节活动。肩部扭挫伤初期出现瘀肿，宜冷敷，忌热敷，以减轻疼痛、控制出血。治疗过程中，注意动静结合，制动时间适宜，争取尽早恢复功能，严防急性损伤迁延日久，转为慢性肩病。

第七节　三角肌损伤

三角肌俗称"虎头肌"，是一个底在上、尖在下的三角形肌，位于肩部皮下，从前、后、外侧包裹盂肱关节，肌束分前、中、后 3 部，是一块多羽状肌（图 8 - 3）。从三角肌深面观察，可发现该肌纤维束为多羽状。三角肌较肥厚而有力，肩部的膨隆外形就是由此肌形成的。三角肌前缘借三角胸肌间沟与胸大肌锁骨部相隔，后缘游离，自前而后，遮盖喙肱肌、肱二头肌、肱三头肌的外侧头和长头的上部、小圆肌和冈下肌的外侧部。恰对斜方肌止点，三角肌前部肌束起自锁骨外侧 1/3 的前缘，中部肌束起自肩峰外侧缘，

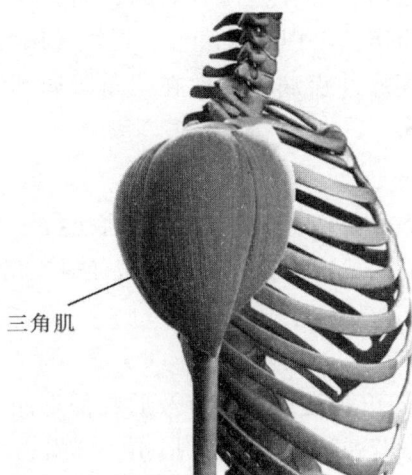

图 8 - 3　三角肌

后部肌束起自肩胛冈下唇和冈下筋膜。肌纤维向外下方逐渐集中，止于肱骨体外侧面的三角肌粗隆。三角肌的深层筋膜与肱骨大结节之间，有一个较大的黏液囊，叫三角肌下滑囊。由此囊膨出许多突起，尤其是突入肩峰下面的最明显，称之为肩峰下滑囊。该囊易损伤、变性、粘连，引起肱骨头向上移位、固定，产生肱骨上举困难。三角肌受发自脊神经臂丛的腋神经（$C_{5\sim6}$）支配。

三角肌前部纤维收缩使上臂前屈并略微内旋，中部纤维收缩使上臂外展，后部纤维收缩使上臂后伸和略微外旋，整体收缩使上臂外展。此外，三角肌对加固和稳定肩关节有一定作用，和肩袖肌群一起维持肩关节的稳定性。当上肢处于小于 60°角位置时，三角肌外展效率较低，而在 90°～180°之间时表现出最大的收缩效果。

一、病因与发病机理

（一）急性损伤

三角肌位于肩外侧，比较容易受到撞击、冲压，跌扑时也易受到损伤，形成急性挫伤。三角肌是重要而强有力的肩外展肌，故而容易因暴力活动而拉伤、扭伤，如摔跤、投掷、健身、提搬重物等都有可能损伤三角肌。严重的开放性外伤、肱骨近端骨折的骨折端的直接损伤，可导致三角肌断裂。

（二）慢性劳损

长期运动过度且运动后没有进行有效的肌肉放松、反复过度劳作，导致三角肌慢性积累性损伤，出现肌腱变性、慢性无菌性炎症、软组织粘连、瘢痕和挛缩。因肩部疼痛性疾病而多次在三角肌局部注射类固醇药物，可致肌肉变性，更易受伤。

（三）感受外邪

感受风寒湿邪，致使肩部经络阻滞，气血运行不畅。中年以后，阴阳脏腑气血衰退，组织退变。这两方面的因素也使得三角肌容易发生损伤。

二、临床表现

1. 疼痛、肿胀 三角肌起点、止点及肌腹部疼痛。前部肌束损伤，抗阻力前屈肩关节可诱发疼痛；中部肌束损伤，抗阻力外展肩关节可诱发疼痛；后部肌束损伤，抗阻力后伸肩关节可诱发疼痛。损伤局部出现瘀斑、肿胀。如有肌肉断裂，可出现局部凹陷、空虚。

2. 压痛　三角肌起点、止点及肌腹部压痛。还可扪及结节、条索状物。

3. 活动度下降　肩关节活动度下降，肩外展受限，主动外展疼痛加重，肩关节制动后疼痛缓解。还可有肩关节前屈和后伸乏力。

4. 肌萎缩　病程长者，可见肌萎缩、肌力下降。

5. 影像学检查　急性损伤，出现肩关节不能外展，排除骨折和脱位，则可能有肌纤维断裂，可行 B 超或磁共振检查，以明确损伤的程度和范围。

要注意是否伴有腋神经损伤。腋神经损伤可引起三角肌瘫痪，出现上肢弛缓下垂，上臂不能外展，肩关节不稳。久则盂肱关节囊及三角肌肌腱伸长，盂肱关节脱位或半脱位，形成"方肩"。

三、诊断要点

1. 明确的外伤史。

2. 三角肌起点、止点及肌腹部疼痛、压痛。肩关节活动受限。

3. B 超和磁共振检查可以明确肌纤维断裂的程度和范围。B 超检查显示损伤的敏感度较 MRI 稍弱，但操作起来相对灵活方便。

四、鉴别诊断

三角肌损伤与肩袖损伤、肩周炎都可能有肩关节活动受限，要注意鉴别。

1. 肩袖损伤　肩前外侧疼痛，肱骨大结节处压痛，疼痛弧征阳性，撞击试验阳性，MRI 检查有异常发现。

2. 肩周炎　肩痛范围广，夜间疼痛加重，肩部广泛压痛。肩关节主动、被动活动均明显受限，有"扛肩"现象。没有疼痛弧，肩部从开始活动到整个运动幅度内均有疼痛。

五、治疗

急性损伤时应根据损伤的性质（拉伤、挫伤还是开放性损伤）、程度、时间，采取合适的治疗。拉伤和挫伤，初起选用冰敷或冷敷，而后可应用热敷。初起也可外用云南白药气雾剂、红花油，以活血止痛，几天后可外敷活血止痛的膏药如奇正消痛贴。根据损伤情况，考虑早期是否需要制动，限制抬肩，减少运动，如屈肘 90°，将患侧肢体悬吊于胸前。恢复期以后逐步开始功能锻炼；适时应用针灸、推拿按摩、理疗。如疑有三角肌肌纤维断裂，则行 MRI 检查，评估损伤的程度和范围，选择外展支架固定或者手术修复断裂的肌肉。开放性损伤则用手术治疗。

（一）中医

1. 针灸 如为拉伤、挫伤而无严重三角肌肌纤维断裂，急性期选取合谷、外关、后溪、阳陵泉等远部穴位，酌情取肩部穴位，恢复期选取肩髃、肩髎、臂臑、臑俞、阿是穴，行电针治疗，以舒筋通络止痛。

2. 中药

（1）内服

气滞血瘀证 受伤以后，肩部疼痛、肿胀瘀紫，痛处固定，局部压痛，肩部外展活动受限，舌质暗红，或有瘀点瘀斑，舌苔薄白，脉弦或细涩。治以活血化瘀，通络止痛，方用活血舒筋汤。

（2）外敷 活血化瘀药物粉碎成末，调制成膏外敷。

3. 功能锻炼 恢复期开始锻炼，初始做不引起疼痛的肩和上肢的活动，逐渐增加运动量和强度。

慢性损伤时可选用针灸和中药配合治疗。取肩髃、肩髎、臂臑、臑俞、阿是穴，行电针治疗，以舒筋通络止痛。辨证加减用药参见急性损伤的治疗。

第八节　大圆肌损伤

大圆肌位于冈下肌和小圆肌的下方，其下缘被背阔肌上缘遮盖。整个肌肉呈柱状，起于肩胛骨冈下窝腋窝缘下 1/3 段，肌束向外上方集中，止于肱骨小结节嵴（图 8-4）。大圆肌由肩胛下神经（$C_{5\sim7}$）支配，其作用是内旋、内收、后伸上臂。由于该肌对手臂的作用同背阔肌相似，是背阔肌的直接协同肌，故被称为"背阔肌的小助手"。大圆肌和胸大肌是一对作用

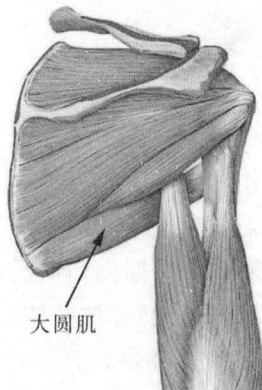

大圆肌

图 8-4　大圆肌

相反的肌肉，胸大肌的主要作用是内旋和前屈肩关节。大圆肌、小圆肌及肱骨构成四边孔，中间有桡神经通过。

一、病因和发病机理

1. 暴力可导致大圆肌拉伤、挫伤，引起急性损伤。长期反复超限度运动或劳作，可形成大圆肌慢性劳损。

2. 大圆肌与背阔肌生理功能相似，两肌体积差异巨大，肌纤维长短不一，肌纤维走行方向不平行，呈扭转状态。当二者同时收缩时，因移动幅度不同而产生位置差，从而发生摩擦，引起慢性损伤和炎症反应。

3. 风寒湿邪外侵。肌肉受风寒湿邪影响，气血运行不畅，经络阻滞，不通则痛。局部血供差，代谢产物不能及时排走，肌纤维变硬形成条索。

二、临床表现

1. 病史　急性损伤或慢性劳损史。

2. 疼痛　肩后部牵扯性酸痛，伴有肩后部困重，夜间明显。大圆肌损伤还可导致深入肩关节内部的疼痛，并向三角肌后束及肱三头肌长头区域传导。

3. 压痛　肩胛骨冈下窝腋窝缘下 1/3 段和肱骨小结节嵴压痛。有时在大圆肌起点、止点和肌腹上可触及痛性条索状物。

4. 活动障碍　肩关节内收、内旋、后伸受限，以后伸、反手摸背受限为主。

5. 抗阻试验　上臂内收、内旋、后伸抗阻试验阳性。

三、诊断要点

1. 急性损伤或慢性劳损史，肩后部牵扯性酸痛。

2. 肩胛骨冈下窝腋窝缘下 1/3 段和肱骨小结节嵴压痛。

3. 肩关节内收、内旋、后伸受限，以后伸、反手摸背受限为主。上臂内收、内旋、后伸抗阻试验阳性。

四、鉴别诊断

1. 小圆肌损伤　肩背部疼痛或酸痛，在肩胛骨腋窝缘上 2/3 段触及该肌纤维隆起、变硬，压痛明显，滑动按压时可向前臂尺侧扩散。肱骨大结节下压迹处压痛。上臂外旋抗阻力试验阳性。

2. 冈下肌损伤 肩背部疼痛，在其肌肉起止点冈下窝和肱骨大结节中压迹处明显，并在起止点有压痛。

五、治疗

（一）中医

1. 针灸 局部取患侧天宗、肩贞、肩髎、臂臑、阿是穴，辅以远部辨证配穴。急性期用泻法，留针 20～30 分钟；恢复期用平补平泻法，留针 20～30 分钟。瘀肿较重者，可用放血疗法。配合使用电针，用连续波，刺激强度以患者能耐受为度。还可使用圆利针、针刀，选取大圆肌起止点冈下窝和肱骨小结节嵴的痛性结节点为治疗部位。

2. 中药

（1）内服 同"肩部扭挫伤"一节。

（2）外用 急性期可用云南白药气雾剂、红花油、跌打万花油等，恢复期可用万应止痛膏、活血止痛膏等。

（二）西医

受伤 24 小时以内，可用冷敷、冰敷，24 小时以后则用热敷。疼痛严重者，可口服止痛药。急性损伤较重者，要肩部制动，制动休息时间要足以使局部炎症和疼痛消失，平均为 1～2 周，后期适度开展功能锻炼。诊断性注射类固醇激素可以缓解症状，有利于进行康复治疗，2～3 个月后可进行第二次注射，但应注意注射可导致肌腱脆弱和断裂。损伤特别严重者，应进行 MRI 检查，评估肌肉损伤情况，采取适当治疗。酌情使用理疗。

六、预防与调护

平常注意防止风寒湿邪侵袭肩部，保持适度的肩部运动，避免劳动和运动损伤。

第九节　肩关节骨性关节炎

骨性关节炎是一种退行性病变，又称骨关节炎、骨关节病、退行性关节炎、退化性关节炎、老年性关节炎、肥大性关节炎等。由于年龄大、身体肥胖、劳损或创伤、关节先天性异常、关节畸形等多种因素导致关节软骨退化与损伤、关节边缘和软骨下骨反应性增生，表现为缓慢发展的关节痛、压痛、关节僵硬与肿胀、活动受限与关节畸形等。发生在肩关节的骨性关节炎就是肩关节骨性关节炎。与髋关节、膝关节比较，肩关节骨性关节炎较少见。

一、病因与发病机理

1. 中医病因病机　中年以后，肝肾不足，筋骨失养，长期劳损，筋骨受伤，致肩关节老化而肩部疼痛，关节活动不利；或因外伤、手术，损伤肩部筋骨，气滞血瘀，而致肩部疼痛，关节活动不利。

2. 西医病因病理　肩关节骨性关节炎有原发性与继发性两种。原发性又称特发性，发病与人体自然老化有关；而继发性则与后天慢性劳损及外伤有关。一般而言，继发性者较多见，原发性者较少。

（1）原发性肩关节骨性关节炎　基本病因是人体逐渐老化及退行性变在肩关节的表现。与年龄有关，60 岁以上的人，约 80% 具有关节退变，并在 X 线平片上显示骨质增生样改变。

成人关节软骨内的营养物质由滑膜血管丛弥散到滑液内，再通过软骨基质到达软骨细胞。关节软骨本身没有神经、血管及淋巴管，也不直接与血管接触。软骨基质由胶原和糖蛋白组成框架，其中镶嵌软骨细胞，约含有 80% 的水分。当关节活动时，关节透明软骨面之间产生相互压缩与放松作用。压缩时基质内液体溢出，放松时液体进入基质，如此反复交替进行，以保持关节软骨细胞的营养供给。如这种营养供给渠道逐渐老化、萎缩，甚至出现闭塞，则软骨基质就会发生改变，使软骨细胞退化和死亡，产生骨性关节炎的一系列病理生理与病理解剖改变。原发性肩关节骨性关节炎也是这样的病理生理过程。

（2）继发性肩关节骨性关节炎　是指因某种已知原因，如既往肩部手术史、创伤史、肩关节运动过度、炎症（类风湿关节炎），或其他明显因素的影响，导致肩关节软骨破坏或结构改变，从而形成的肩关节骨性关节炎。

肩关节部位的创伤、炎症、异常代谢产物沉着、反复出血后大量铁质沉积，以及在肩关节内注射肾上腺皮质类固醇及烷化剂等，均可使肩关节软骨细胞或基质直接遭到破坏，或是因破坏软骨的营养而使之退化，逐渐被磨损，产生继发性骨性关节炎。继发于肩部创伤后者，称为创伤性肩关节炎。某些内分泌异常，如糖尿病，可使软骨细胞异常，容易发生继发性骨性关节炎；关节结构异常，尤其是对线不良，相对应的两个关节面接触不均匀，以致压力失衡而失去唧筒作用，使正常有序的软骨营养交换程序受到破坏，久而久之，则发生继发性骨性关节炎。

二、临床表现

在病程的不同阶段，临床表现的差别较大。大多数患者的表现不典型，特别是早期病例，仅极少数人有症状。患者多为 50 岁以上中、老年人。本病起病缓慢，无全身症状，通常还有其他关节发病，也有极少数为肩关节单独发病。

1. 肩关节疼痛，疼痛常不严重，与气候变化有关，气压降低时疼痛加重。肩痛常发生于晨间，活动后疼痛反而减轻，但活动过多则疼痛又可加重。

2. 肩关节僵硬、活动受限，常出现在早晨起床时或白天关节长时间保持一定体位后，强行活动肩关节会引起疼痛。

3. 肩关节压痛、肿胀，活动时有摩擦感或"咔嗒"声，病情严重者可见肩部肌肉萎缩及关节畸形。

4. 常规 X 线平片检查可取前后位、外旋位、侧位及腋窝位，病变早期无明显异常，最早能发现的 X 线改变包括关节软骨退变、变薄和关节盂下部变得不规则。进展期关节盂下部与肱骨头之间的距离逐渐变小，关节间隙逐渐狭窄，肱骨头下部骨刺逐渐形成。晚期关节间隙显著狭窄，出现大的肱骨头骨刺、肱骨头变扁和关节盂下部关节软骨消失、关节边缘变尖、骨赘形成。CT 及 MRI 检查可在早期发现关节软骨及软骨下骨质的异常改变。

三、诊断要点

根据慢性病史、临床表现和 X 线、CT、MRI 检查所见，诊断比较容易。本病要明确是原发性还是继发性。

1. 肩关节疼痛，肩关节总体饱满，严重者可有肩部肿胀和畸形。
2. 肩关节局部压痛，位于关节前方，喙突下方。
3. 肩关节僵硬，活动受限，被动检查发现关节外展和外旋受限。
4. 关节环形活动时有捻发音，等长收缩时有"嘎吱"声。
5. X 线平片、CT、MRI 检查可提供客观诊断证据。

四、鉴别诊断

1. 急性风湿热　发病急，全身症状重，持续时间短。关节部位皮肤发红、发热。受累关节疼痛、压痛严重，为游走性疼痛，无关节功能障碍。多伴发心脏病变。X 线检查无变化。

2. 类风湿关节炎　女性多发，是男性的 2～3 倍，多见于 40～60 岁患者，是原因未明的慢性、以炎性滑膜炎为主的系统性疾病。其特点为手、足小关节的多关节、对称性、侵袭性关节炎症，可引起关节畸形及功能丧失，常伴有关节外器官受累。往往急性发作，全身症状较轻，但持续时间长。不侵犯远端指间关节。关节早期肿胀呈梭形，晚期功能障碍及强直畸形。X 线检查可见软组织肿胀，局部或全身骨质疏松，关节面囊性变、侵袭性骨破坏、关节融合、强直畸形。实验室检查血沉增快，类风湿因子阳性。

3. 强直性脊柱炎　多见于 15～30 岁男性青壮年。发病缓慢，间歇疼痛，多关节受累。脊柱活动受限，关节畸形，有晨僵。X 线检查提示骶髂关节间隙狭窄模糊，脊柱韧带钙化，呈竹节状改变。实验室检查血沉增快或正常，HLA－B27 为阳性，类风湿因子多属阴性。

五、治疗

（一）中医

1. 针灸　从患侧肩前、肩髃、肩髎、肩贞、巨骨，邻近部位天宗、大杼，远部肝俞、肾俞、阳陵泉、绝骨当中，取穴组方，毫针治疗。实证用泻法，虚证用补法，留针 20～30 分钟。可配合使用电针，用连续波，刺激强度以患者能接受为度。还可使用艾灸、温针、火针。

2. 推拿　先在肩前、肩后和肩外侧做摩、滚、揉、拿、捏等手法，以舒筋活络，再用摇法、抖法活动肩关节，以保持肩关节运动度，恢复其功能。

3. 中药内服（内服）

（1）肝肾不足证　肩部疼痛、僵硬，肩关节活动不利，或伴有头晕，耳鸣耳聋，腰膝酸软，男子遗精、阳痿，女子月经不调，舌红、少苔，脉细弱。治宜滋养肝肾，调和气血，方用独活寄生汤加减。

（2）气滞血瘀证　外伤或手术后发病，肩部疼痛、僵硬，肩关节活动受限，舌质暗或有瘀点瘀斑，苔白，脉弦涩。治宜行气活血，通络止痛，方用身痛逐瘀汤加减。

（3）阳虚寒凝证　肩关节疼痛、肿胀积液、活动不利，天气变化加重，遇寒加重，得热稍减，伴有形寒肢冷，神倦懒动。舌淡胖苔白滑，脉沉涩或弦细缓。治宜温补肾阳，通络散寒，方用《金匮要略》肾气丸加减。

（二）西医

1. 非手术治疗

（1）物理治疗　防止肩关节僵硬，恢复运动范围。在急性期和恢复期，可用热疗、肩关节负重钟摆牵张训练来恢复肩关节的柔韧性。通过湿热熏蒸、淋浴、泡浴缸对肩关节进行 10 ~ 15 分钟热疗，再行 5 分钟肩关节负重钟摆牵张训练。让患者轻度弯腰，上肢垂直，放松肩部肌肉，行肩关节负重钟摆牵张训练，再行被动牵张训练。需要强调的是牵张训练的重点在关节活动度丢失最大的各个方向，一般是外展和外旋方向。外展被动牵张训练不应该超过肩关节水平，特别是并发肌腱炎的患者。

（2）止痛药　可用轻度或中度止痛药、消炎镇痛药物来缓解症状，但应在评估患者风险因素后慎重使用，并且不宜长期服用。

（3）软骨保护剂　如硫酸氨基葡萄糖、S－腺苷基蛋氨酸、双醋瑞因等可以直接补充软骨基质，减缓软骨降解，并通过反馈机制促进软骨细胞代谢活性，恢复软骨细胞基质分泌功能，还可抑制关节内多种降解酶的活性，对软骨起保护作用，具有缓解症状和改善功能的作用，长期服用可以延迟疾病的结构性进展。

（4）关节注射　①类固醇注射。通常为患者提供短期缓解，但需要用多长时间是不可预测的。反复多次注射会对关节产生新的损害。②透明质酸钠注射。虽然临床常用透明质酸钠肩关节腔内注射，但越来越多的医生认为这对肩骨性关节炎的治疗并无帮助。

2. 手术治疗

（1）关节镜治疗　主要用于清除关节腔内的"碎屑"，减少关节磨损。由于肩关节是不负重的关节，故关节镜清理对一些不严重的肩关节骨性关节炎有较好的短期疗效。

（2）肩关节置换　对晚期病例的保守治疗无效时，在全身情况可耐受手术的条件下，行人工关节置换术，这是目前公认的消除疼痛、矫正畸形、改善功能的有效方法，可以大大提高患者的生活质量。有两种方法：①半肩关节置换，包括肱骨头置换和反肩置换。肱骨置换术是用人工金属假体替换肱骨头，反肩置换术是将关节盂侧进行置换。②全肩关节置换术，肱骨头和关节盂侧都被替换。

六、预防与调服

减少肩关节过度的大幅度活动，以延缓疾病进程。适当的锻炼以保持肩关节的活动范围。

第十节 肩部风湿性关节炎

本节所述肩部风湿性关节炎是指与 A 族乙型溶血性链球菌感染有关的免疫性疾病，即风湿热引起的肩关节炎。风湿热是一种常见的反复发作的急性或慢性全身性结缔组织疾病，主要累及心脏与关节，伴有发热、毒血症、皮疹、皮下结节、舞蹈病等表现。风湿性关节炎是风湿热的主要表现之一，临床以关节和肌肉游走性酸楚、红肿、疼痛为特征。膝、踝等下肢大关节最常受累，肩关节也可累及。

一、病因和发病机理

1. 中医病因病机 本病属中医痹证。由于风、寒、湿、热等邪气闭阻经络，致使气血运行不畅，引起肢体关节、筋骨、肌肉等处发生疼痛、重着、酸楚，或关节屈伸不利、肿大、僵硬，或灼热红肿等症。轻者病在四肢关节肌肉，重者可内舍于脏。居处潮湿，严寒冻伤，露宿受风，涉水受寒受湿，劳累汗出当风，风寒湿邪侵袭人体，留注于经络、关节，气血痹阻而发为风寒湿痹。感受风湿热邪，留注关节，出现关节红肿热痛，或全身发热，发为风湿热痹。素体阳盛，内有蓄热，或阴虚有热，复感风寒湿邪，可从阳化热，或经久不愈则蕴积化热，也可发为风湿热痹。病程日久者，可出现痰瘀痹阻、气血不足、肝肾亏虚。劳逸不当，将息失宜，精气亏虚；素体虚弱，腠理疏松，卫外不固；恣食肥甘厚腻、海腥发物及酒饮，也和痹证发病有关。

2. 西医病因病理 风湿热与 A 族乙型溶血性链球菌感染密切相关，咽部链球菌感染是发病的重要条件。寒冷、潮湿等因素可诱发本病。目前 A 族链球菌引起风湿热的发病机制尚未完全清楚。一般认为，本病是链球菌感染引起的变态反应性疾病。现已发现病毒感染与本病也有一定关系。

全身结缔组织胶原纤维受累，形成炎症和风湿小体。病理包括变性渗出期、增值期、硬化期等三个阶段。三期可交叉存在，反复发作。在风湿性关节炎活动期，关节滑膜及周围组织水肿，滑膜下结缔组织中有液性变、纤维素样变及炎性细胞浸润，有时出现不典型的风湿小体。活动期后，关节内的渗出物可被吸收，一般不引起粘连，因此不会产生关节变形等后遗症，这与类风湿关节炎不同，但往往反复发作。

二、临床表现

（一）全身表现

1. 关节痛 风湿性关节炎的主要症状是疼痛，全身关节都可能疼痛，但以大关节受累更为常见，如膝、踝、肩、腕、肘、髋关节等。典型的表现为对称性、游走性疼痛，伴有红、肿、热等炎症表现，但不化脓。通常急性炎症持续 2~4 周消退，一个关节的症状消退，另一个关节的症状又可出现，也有几个关节同时发病者。关节症状受天气变化影响较大，常在天气转冷或下雨前出现关节痛。

2. 肌肉疼痛 起病时可有肌肉酸痛不适，伴有周身疲乏、食欲不振、烦躁等症。

3. 不规则发热 全身不规则的发热，多为轻中度发热，脉搏加快，多汗，与体温不成正比。

4. 皮肤黏膜症状 可有皮下结节、环形红斑等，儿童多见，成人少见。

5. 舞蹈症 仅见于儿童，女孩多见。患儿先有情绪不宁、烦躁、易怒等精神症状，继而出现无目的的快速动作，做皱眉、噘嘴等怪相，肢体可出现伸直和屈曲、内收和外展、旋前和旋后的无节律交替动作。疲劳及兴奋时明显，休息及镇静时减轻，睡眠时消失。

6. 心脏症状 风湿性关节炎患者常伴有心肌炎、心内膜炎、心包炎等。有心悸、气促、心前区疼痛等症状。

慢性风湿性关节炎患者多有急性或不典型风湿热病史。一般无高热，少数患者表现为低热，关节酸痛，为游走性窜痛或限于一两个关节轻度肿痛，关节活动轻度受限。病情反复，天气变化时加重。

（二）肩部表现

以盂肱关节受累为主，可扩散到肩峰下滑囊与肱二头肌周围的滑膜鞘。关节红肿发热，关节腔少量积液，上臂外展和内旋活动受限。因滑膜增生，肩部持续疼痛、肿胀，并沿肱二头肌沟扩展、滑膜囊扩张与浸润，以及与喙肩弓摩擦，使得肩袖萎缩、破裂，肩峰下滑囊与盂肱关节囊直接交通，盂肱关节周围组织粘连挛缩，限制肩关节活动。炎症的持续发展，可侵蚀骨关节面，使关节活动不协调，进一步影响肩关节的外展与内旋。肩锁关节也常伴有风湿病变，还可并发肩袖腱鞘炎、肩袖破裂、二头肌断裂。

（三）实验室检查

1. 咽拭子培养 活动期溶血性链球菌培养阳性。

2. 血常规检查　白细胞计数轻到中度升高，中性粒细胞比例明显上升，有的出现核左移现象。

3. 血沉增快和 C 反应蛋白升高　在风湿性关节炎患者急性期，血沉可达 90mm/h 以上；C 反应蛋白也在 30mg/l 以上。急性期过后（1～2 月）渐渐恢复正常。

4. 抗链球菌溶血素"O"　80% 的风湿性关节炎患者抗"O"增高，>500U，病情恢复后，这种抗体可逐渐下降。

5. 类风湿因子和抗核抗体　均为阴性。

三、诊断要点

1. 病史　发病前 1～4 周有溶血性链球菌感染史。

2. 临床表现　急性游走性大关节炎，伴有风湿热的其他表现，如心肌炎、环形红斑、皮下结节等。肩关节受累，出现疼痛、肿胀、活动受限等异常。

3. 实验室检查　血清中抗链球菌溶血素"O"凝集效价明显升高；咽拭子培养阳性；血白细胞计数增多。

四、鉴别诊断

1. 类风湿关节炎　为多发性对称性指掌等小关节炎和脊柱炎，晚期往往造成关节的畸形。可见类风湿结节和心、肺、肾、周围神经及眼的病变，类风湿因子阳性，抗环状瓜氨酸（CCP）抗体阳性。

2. 肩关节骨性关节炎　多见于中老年人，起病过程缓慢。通常有其他关节发病，极少数为肩关节单独发病。手、膝、髋及脊柱关节易受累，而掌指、腕及其他关节较少受累。病情通常随活动而加重或因休息而减轻。肩关节疼痛，晨起时或关节长时间保持一定体位后，出现肩关节僵硬、活动受限。强行活动肩关节会引起肩痛。可有关节压痛、肿胀，活动时有摩擦感或"咔嗒"声，严重者可见肩部肌肉萎缩及关节畸形。不伴有皮下结节及血管炎等关节外表现。X 线平片在早期无明显异常，数年后可见关节间隙逐渐狭窄。CT 及 MRI 检查可在早期发现关节软骨及软骨下骨质的异常改变。

五、治疗

（一）中医

1. 针灸　局部选取患侧肩前、肩髃、肩髎、肩贞、巨骨、天宗、阿是穴。根据风寒湿热邪偏盛不同配穴，行痹取膈俞、血海；痛痹取肾俞、关元；着痹取阴陵泉；热痹取大椎、曲池。气血不足者，加足三里、三阴交；肝肾阴虚者，加肝俞、肾俞。急性期、实证用泻法，留针 20～30 分钟；慢性期、虚证用补法，留针 20～30 分钟。每日 1 次，10 次为 1 个疗程。

2. 中药内服（内服）

1）风寒湿痹证　肩和/或其他关节疼痛、屈伸不利，肌肉关节疼痛酸楚，或有肿胀，遇阴雨寒冷则疼痛加剧，得热痛减，口淡不欲饮或喜热饮。舌质淡，苔白腻，脉弦紧。治宜祛风散寒，除湿通络，方用《医学心悟》蠲痹汤加减。

2）风湿热痹证　肩和/或其他关节疼痛，局部红肿灼热，得冷稍舒，痛不可触，兼有发热、恶风、口渴、烦闷不安，苔黄腻，脉滑。治宜清热通络，祛风除湿，方用《温病条辨》宣痹汤加减。

3）痰瘀痹阻证　痹证日久，肩和/或其他关节肿大，甚至强直畸形，屈伸不利，舌质紫暗，苔白腻，脉细涩。治宜化痰祛瘀，搜风通络。方用《类证治裁》桃红饮与小活络丹加减。

4）久痹正虚证　肩和/或其他关节疼痛，时轻时重，腰膝软痛，形瘦无力，舌质淡，脉沉细无力。治宜养血益气，培补肝肾。方用《备急千金要方》独活寄生汤加减。

（二）西医

应彻底消除链球菌感染，缓解关节疼痛。

1. 抗链球菌感染　根治链球菌感染是治疗风湿热的首要目标，首选药物为青霉素，对青霉素过敏者，可改用红霉素或乙酰螺旋霉素。对红霉素耐药或不能耐受者，可用阿奇霉素。也可用头孢菌素类药物，如头孢氨苄。

2. 抗风湿治疗　尽早合理、联合用药。常用的抗风湿病药物如下。

（1）水杨酸制剂　是治疗急性风湿热的最常用药物，疗效确切。以阿司匹林为首选药物，用药后可解热、减轻炎症，使关节症状好转，血沉下降，但不能去除风湿的基本病理改变，也不能预防心脏损害及其他合并症。水杨酸制剂常可引起恶心、呕吐、食欲减退等胃部刺激症状，可服用氢氧化铝缓解，不能耐受水杨酸制剂者，可选用氯芬那酸、布洛芬、双氯芬酸。

（2）肾上腺皮质激素　皮质激素不是治疗风湿性关节炎的必要药物。只有在关节炎患者伴有心肌炎且水杨酸制剂效果不佳时，才考虑使用。

六、预防与调护

平时注意保暖、防寒、防潮，汗出勿当风，避免遭受风寒湿邪侵袭。加强个体调摄，如房事有节、饮食有常、劳逸结合、运动后不趁身热汗出入水洗浴等。起居作息规律、积极参加体育运动，增强体质，提高机体对外邪的抵抗力。少食寒凉之品，如冷饮、竹笋、通菜等。去除体内链球菌感染灶，防止复发，如扁桃体炎反复发作可行扁桃体切除；风湿活动控制后，应每2～4周肌注长效青霉素120万单位；患急性咽喉炎时，即刻就医以免病情复发。

第十一节　肩部类风湿关节炎

类风湿关节炎是一种病因未明的慢性、以滑膜炎为主的全身炎症性疾病，起病隐匿，迁延日久。女性好发，发病率为男性的2～3倍。可发生于任何年龄，高发年龄为40～60岁。其特征是手、足小关节的多关节、对称性、侵袭性关节炎症，伴有关节外器官受累及血清类风湿因子阳性，可以导致关节畸形及功能丧失。肩关节受累，从关节滑膜病变开始，逐渐波及肌腱、韧带等结缔组织，后期出现软骨和骨质破坏，产生肩痛、活动受限、关节强直或畸形。

一、病因和发病机理

1. 中医病因病机　本病属中医尪痹。由于风、寒、湿、热等邪气闭阻经络，致使气血运行不畅，引起肢体关节、筋骨、肌肉等处发生疼痛、重着、酸楚，或关节屈伸不利、肿大、僵硬、变形，或灼热红肿等症。以小关节疼痛、肿胀、晨僵、变形为主要特点。轻者病在四肢关节肌肉，重者可内舍于脏。素体虚弱，腠理疏松，营卫不固，外邪乘虚而入；或居处潮湿，涉水受寒；或劳累之后，汗出当风，以致风寒湿邪侵袭人体，留注于经络、关节，气血痹阻而发为风寒湿痹。素体阳盛或阴虚有热，复感风寒湿邪，郁久化热；或感受热邪，留注关节，出现关节红肿热痛，或全身发热，发为风湿热痹。病程日久者，可出现痰瘀痹阻、气血不足、肝肾亏虚。

2. 西医病因病理　类风湿关节炎的病因仍不清楚。依据血清中有自身抗原抗体结合而成的类风湿因子，推断它与自身免疫有关。发病可能还与遗传、感染、内分泌失调等有关。类风湿关节炎的病理主要有滑膜炎症、充血水肿、衬里细胞增生，间质大量炎性细胞浸润、纤维蛋白渗出，微血管的新生、血管翳形成，关节软骨软化并被血管翳侵蚀，久则软骨下骨遭受破坏、关节强直和畸形，出现骨质疏松、肌肉失用性萎缩等。肩部类风湿关节炎往往会波及肩峰下滑囊和肱二头肌肌腱滑膜鞘。

二、临床表现

（一）全身表现

1. 晨僵 晨起时关节活动不灵活，它是关节炎症的一种非特异性表现，其持续时间与炎症的严重程度成正比。

2. 关节受累的表现 ①多关节受累，呈对称性多关节炎（常≥5 个关节）。易受累的关节有手、足、腕、踝及颞颌关节等，还有肘、肩、颈椎、髋、膝关节等。②关节畸形，手的畸形有梭形肿胀、尺侧偏斜、天鹅颈样畸形、纽扣花样畸形等。足的畸形有跖骨头向下半脱位引起的仰趾畸形、外翻畸形、跖趾关节半脱位、弯曲呈锤状趾及足外翻畸形。③可有正中神经/胫后神经受压引起的腕管/跗管综合征，膝关节腔积液挤入关节后侧形成腘窝囊肿，颈椎受累（第2、3 颈椎多见）可见颈部疼痛、颈部无力及难以保持其正常位置，寰枢关节半脱位，相应有脊髓受压及椎基底动脉供血不足的表现。

3. 关节外表现 ①一般表现，如发热、疲乏、消瘦、肘部、骶部等关节隆突部和常受压处类风湿结节，类风湿血管炎、淋巴结肿大。②心脏受累，可有心包炎、心包积液、心外膜、心肌及瓣膜的结节，心肌炎、冠状动脉和主动脉炎、传导障碍、慢性心内膜炎及心瓣膜纤维化等表现。③呼吸系统受累，可有胸膜炎、胸腔积液、肺动脉炎、间质性肺病、结节性肺病等。④肾脏受累，有原发性肾小球及肾小管间质性肾炎、肾脏淀粉样变和继发于药物治疗（金制剂、青霉胺及 NSAIDs）的肾损害。⑤神经系统受累，除周围神经受压的症状外，还可诱发神经疾病、脊髓病、外周神经病、继发于血管炎的缺血性神经病、肌肥大及药物引起的神经系统病变。⑥轻至中度贫血。

（二）肩部表现

类风湿关节炎是一种全身性疾病，肩关节类风湿关节炎往往是类风湿全身性病变的一部分。类风湿关节炎很少首发于肩关节，肩痛多在发病后的 1～2 年出现，先有数次发作性肩痛，继而间歇性肩部不适。大部分患者发病后肩关节功能仍好，少数患者数月后关节破坏，其他关节往往也有进行性改变。早期疼痛牵涉三角肌，类似肩袖疾病。少数患者疼痛起始于肩锁关节。后期疼痛累及喙突，局部明显压痛。盂肱关节受累时，肩部肿胀、压痛。在炎症活动期，保护性肌痉挛引起盂肱关节内收、内旋。

（三）实验室检查

1. 血沉加快，C 反应蛋白升高。

2. 类风湿因子滴定度升高（阳性），抗环状瓜氨酸（CCP）抗体阳性。

（四）影像学检查

1. X 线片　关节 X 线片可见软组织肿胀、骨质疏松及病情进展后的关节面囊性变、侵袭性骨破坏、关节面模糊、关节间隙狭窄、关节融合及脱位。胸部 X 线片可见肺间质病变、胸腔积液等。

2. CT 检查　胸部 CT 可发现类风湿性肺部病变。

3. MRI 检查　可发现类风湿关节炎患者的早期关节破坏，如手、腕关节的早期滑膜炎病变。当累及肩关节，则有相应改变。

三、诊断要点

1. 依据通行的类风湿关节炎（RA）的诊断标准，明确做出类风湿关节炎的诊断。

2. 肩关节受累的症状、体征、影像学检查依据。

附：

1. 美国风湿病学会 1987 年修订的类风湿关节炎（RA）诊断标准如下：≥4 条并排除其他关节炎可以确诊 RA。①晨僵至少 1 小时（≥6 周）。②3 个或 3 个以上的关节受累（≥6 周）。③手关节（腕、掌指或近端指间关节）受累（≥6 周）。④对称性关节炎（≥6 周）。⑤有类风湿皮下结节。⑥X 线片改变。⑦血清类风湿因子阳性。

2. 2010 年 ACR/EULAR 关于 RA 新的分类标准见表 8 – 1（总得分 6 分以上可确诊 RA）。

表 8 - 1　2010 年 ACR/EULAR 关于 RA 新的分类标准

关节受累	得分 （0 - 5 分）	血清学（至少需要 1 条）	得分 （0 - 3 分）
1 个大关节	0	RF 和 ACPA 均阴性	0
2 ~ 10 个大关节	1	RF 和/或 ACPA 低滴度阳性	2
1 ~ 3 个小关节（伴或不伴大关节受累）	2	RF 和/或 ACPA 高滴度（超过正常值 3 倍以上）阳性	3
4 ~ 10 个小关节（伴或不伴大关节受累）	3		
>10 个关节（至少一个小关节受累）ZA	5		
急性时相反应物（至少需要 1 条） 得分（0 - 1 分）	得分 （0 - 1 分）	症状持续时间	得分 （0 - 1 分）
CRP 和 ESR 均正常	0	<6 周	0
CRP 或 ESR 增高	1	≥6 周	1

四、鉴别诊断

1. 肩关节骨性关节炎　多见于中老年人，起病过程缓慢。通常有其他关节发病，极少数为肩关节单独发病。手、膝、髋及脊柱关节易受累，而掌指、腕及其他关节较少受累。病情通常随活动而加重或因休息而减轻。肩关节疼痛，晨起时或关节长时间保持一定体位后，出现肩关节僵硬、活动受限。强行活动肩关节会引起肩痛。可有关节压痛、肿胀，活动时有摩擦感或"咔嗒"声，严重者可见肩部肌肉萎缩及关节畸形。不伴有皮下结节及血管炎等关节外表现。X 线平片在早期无明显异常，数年后可见关节间隙逐渐狭窄。CT 及 MRI 检查可在早期发现关节软骨及软骨下骨质的异常改变。

2. 肩部风湿性关节炎　具备风湿性关节炎的表现，并有肩部风湿性损伤的证据。

3. 肩周炎　肩痛范围广泛，夜间疼痛加重，肩部有压痛，肩关节主动、被动活动均明显受限，有"扛肩"现象，即肩关节主动或被动外展时，患侧肩胛骨随之向外上方移动，肩部随之高耸。

五、治疗

（一）中医

参见"肩部风湿性关节炎"一节。

（二）西医

目的在于减轻炎症反应，抑制病变发展和不可逆的骨质破坏，尽量保护关节和肌肉功能，降低疾病活动度，乃至完全缓解病情。

1. 一般治疗　关节肿痛明显者，应注意休息及关节制动。关节肿痛缓解后，应早期开始关节的功能锻炼。理疗、外用药等辅助治疗可缓解关节症状。

2. 药物治疗　个体化药物治疗，主要包括非甾体类抗炎药、慢作用抗风湿药、免疫抑制剂、免疫和生物制剂及植物药等。

（1）非甾体类抗炎药　可抗炎、止痛、解热，是治疗类风湿关节炎最常用的药物，适用于各个时期的患者。常用药物包括双氯芬酸、萘丁美酮、美洛昔康、塞来昔布等。

（2）抗风湿药（DMARDs）　又称二线药物或慢作用抗风湿药物。常用的有甲氨蝶呤、柳氮磺吡啶、羟氯喹、来氟米特、环孢素、金诺芬、白芍总苷等。

（3）云克　即锝［^{99}Tc］亚甲基二磷酸盐注射液，是一种非激发状态的同位素，治疗类风湿关节炎可缓解症状，并且起效快，不良反应较小。

（4）糖皮质激素　不作为类风湿关节炎的首选治疗用药，但在以下情况可选用。①伴有类风湿血管炎，包括多发性单神经炎、类风湿肺炎及浆膜炎、虹膜炎等。②在重症患者，可用小量激素快速缓解病情，一旦病情得到控制，就减少或缓慢停用激素，作为过渡治疗。③正规慢作用抗风湿药治疗无效的患者，可加用小剂量激素。④局部应用，如关节腔内注射可有效缓解关节炎症。

（5）生物制剂　生物制剂治疗类风湿关节炎，已取得一定疗效，在难治性类风湿关节炎治疗中发挥了重要作用。如英夫利昔单抗（Infliximab）、依那西普（Etanercept）、阿达木单抗（Adalimumab）、妥珠单抗（Tocilizumab）等。

（6）植物药　已有多种，如雷公藤、白芍总甙、青藤碱等。部分药物对类风湿关节炎有一定疗效，但作用机制还需深入研究。

3. 免疫净化治疗　采用免疫净化疗法，如血浆置换、免疫吸附和淋巴细胞/单核细胞去除术，快速去除血浆中的免疫复合物和过高的免疫球蛋白、自身抗体等。

4. 功能锻炼　目的在于恢复和维持类风湿关节炎患者的关节功能。活动期要适当限制关节活动，减少活动量。要将病变关节固定于功能位，如膝、肘关节应伸直。肿痛好转后，要在不增加患者痛苦的前提下进行功能活动。对无明显关节肿痛，但伴有可逆性关节活动受限者，应在风湿病专科或康复专科医师指导下开展正规的功能锻炼。

5. 手术治疗 内科治疗不能控制或关节功能障碍严重的类风湿关节炎患者，可考虑手术治疗，如腕管综合征的松解术、肌腱撕裂后修补术、滑膜切除、人工肩关节置换术。

六、预防与调护

平素注意防风寒、防潮湿，忌食肥甘厚味和辛辣之品，禁止饮酒。注意生活调摄，加强锻炼，增强体质，提高抗病能力。慎勿过劳，耗伤正气。通过上述努力，预防发病和复发。患病以后，要乐观面对现实，树立信心和耐心，积极配合治疗。

第十二节　肩手综合征

肩手综合征，又称反射性交感神经性营养不良，是指肩部疼痛，腕部和手部突然水肿、疼痛、功能受限、营养改变，而局部无外伤、感染、周围血管病的综合征。因疼痛较重并发挛缩，常阻碍康复。它可以是原发的，也可由不同因素促发，如轻微的周围神经损伤及中枢神经障碍。引起肩手综合征的疾病有中风、心梗、颈椎病、上肢外伤、截瘫、肺病、肩关节疾病等。肩手综合征是引起残疾的重要原因，它通常影响一个肢体，但也可影响多个肢体或身体的任何部分，仅有 1/5 的患者能够完全恢复以前的活动。

一、病因与发病机理

病因尚不清楚，无论何种病因，均会影响到自主神经系统，造成血管舒缩功能障碍。潜在的其他因素，如关节退行性变，肩关节微小损伤，长期不运动造成的失用性萎缩，引起血管神经反射异常，肢体血液循环异常，手和肩组织产生水肿而发病。

二、临床表现

包括肩和手两部分，病程分三个阶段。

1. 急性期 起病 3～6 个月内。在上肢受伤或疾病之后，肩部出现烧灼性不适感，继而腕、手、指出现肿胀、疼痛。肿胀骤发，以手背明显，累及掌指关节和手指，皮肤皱纹消失，水肿处柔软膨隆，向心端止于腕关节，手上肌腱被掩盖而看不清楚。手的皮肤呈橘红或淡紫色，患臂下垂时更明显，手温热而有潮湿感，指甲较健侧苍白或无光泽。关节活动受限，手被动旋后受限，若勉强为之则腕部疼痛；腕背伸受限，被动背伸及手负重时均有疼痛；掌指关节屈曲明显受限，看不见骨性隆凸；手指外展严重受限，健侧手指难以插入患侧手指中；近端指间关节强直肿大，只能微屈，不能完全伸直，若被动屈曲，则出现疼痛；远端指间关节处于伸直位，不能或只能微屈，若被动屈曲，则出现疼痛。

有时仅见手的症状而肩并无异常。上肢多为下垂位，随病情发展肩关节运动范围渐小，手腕部骨质疏松。X线检查可见肩、手部骨骼脱钙表现。

2. 营养障碍期　持续3~6个月。若早期没有正确治疗，疼痛会加重，手和手指压痛明显。肩痛，活动受限。手和手指肿胀减轻，但血管通透性加大，可见皮肤发红、湿度增高。手指活动受限加重。手和手指皮肤光滑，提示神经性营养不良。在背侧腕骨间区域中部、腕掌骨接合部，可见明显坚硬的隆凸。手皮肤、肌肉明显萎缩，掌筋膜挛缩增厚，手掌呈爪形，类似掌腱膜挛缩症。X线检查可见患手骨质疏松样变化。

3. 萎缩期　病程1年以后。水肿和疼痛消失，手功能丧失，形成畸形手，腕屈曲偏向尺侧，背伸受限，掌骨背侧隆起，手外旋受限，拇指与食指间组织部分萎缩、无弹性，远近端指间关节固定于轻度屈曲位，活动范围极少，手掌扁平，手皮肤萎缩变薄，拇指及小指显著萎缩，压痛和血管运动性变化消失。X线检查可见患手广泛的骨腐蚀。

三、诊断要点

1. 一般有原发疾病，如中风、颅脑损伤。
2. 本病有明显的阶段性。急性期表现为突发肩痛，腕手部水肿、疼痛、功能受限、皮肤色红、皮温升高；营养障碍期手和手指皮肤光滑，皮肤、肌肉、筋膜萎缩，肩、腕、手疼痛和压痛加重，活动受限明显；萎缩期肩、腕、手疼痛、肿胀、压痛均消失，手功能丧失，形成畸形手。

四、鉴别诊断

1. 掌腱膜挛缩症　为掌侧皮下组织的纤维增生性疾病，发病缓慢。病变部位可触及结节和条索状物，可导致继发性手指各关节进行性和不可逆性的屈曲挛缩，还可有皮下脂肪变薄、皮肤粘连、皮肤呈坑窝状或出现皱纹等表现。但无肩痛，无患手的突然水肿、疼痛和感觉障碍。

2. 胸廓出口综合征 患侧肩部及上肢疼痛、麻木、无力，手臂冰凉、容易疲劳，伴有上肢肿胀、发绀。除肩手异常外，上臂和前臂也受累。X 线检查发现颈椎、肋骨和锁骨异常、畸形。电生理检查可见神经传导异常。斜角肌试验阳性。

五、治疗

有原发病者，首先要针对性治疗。此外，还要进行如下治疗。

（一）中医

1. 针灸 选取患侧肩井、肩髃或肩髎、臂臑或臑会、曲池、外关、合谷、阿是穴，辅以远部辨证配穴。急性期、营养障碍期、实证用泻法，萎缩期、虚证用补法，留针 20～30 分钟。可配合选用腹针、头针、耳针、腕踝针、温针、火针、艾灸治疗。

2. 中药（内服）

1）气虚血瘀水停证 肩痛，患手肿胀、疼痛、活动不利，腕手皮色晦暗，少气懒言，身倦乏力，舌淡暗或有瘀点瘀斑，脉沉涩。治宜补气活血，利水止痛，方用补阳还五汤加减。

2）痰瘀阻络水停证 肩痛，患手肿胀、疼痛、活动不利，皮肤菲薄、皮色晦暗，局部发凉，脘腹胀闷，泛恶欲吐，头身困重，口淡黏腻，舌淡胖苔白腻，脉濡缓。治宜健脾化痰，化瘀利水，方用双合汤和大秦艽汤加减。

3）阳虚寒凝，血瘀水停证 肩痛，患手水肿、疼痛、活动不利，皮色青，局部发凉，疼痛较重，夜间和遇寒时加剧，畏寒喜热，舌紫暗或有瘀点瘀斑，苔薄白，脉沉涩。治宜温阳散寒，化瘀利水，方用当归四逆汤加减。

4）阴虚热灼，血瘀水停证 肩痛，患手水肿、疼痛、活动不利，皮色发红，皮温升高，喜触凉物，舌质绛或有瘀点瘀斑，脉数或细涩。治宜滋阴清热，活血利水，方用芍药甘草汤和六味地黄汤加减。

5）肝肾亏虚，气血不足证 腕手皮肤、肌肉、筋膜萎缩，肩、腕、手疼痛、肿胀、压痛均消失，手功能丧失，畸形手，舌红，脉沉细。治宜滋养肝肾，补益气血，方用六味地黄汤和八珍汤加减。

3. 推拿 根据病情选用滚肩法、拨肩法、摇肩法、点穴法、搓揉法，每天1次，7次为1疗程。

4. 中药熏蒸　辨证选用中药，以舒筋通络、活血化瘀、温经散寒为主。治疗温度在45°左右，以患者耐受为度，每天1次，7次为1疗程。

（二）西医

1. 康复治疗，早期积极预防，注意正确的卧位与坐位良肢位摆放，正确的被动运动，避免过度牵拉，指导患者和家属正确的体位转移方法，以免引起患肢牵拉损伤。指导开展功能锻炼。根据患者所处的不同病期，选用理疗，如超短波、超声波、体外冲击波、干扰电、肢体气压、冷疗、磁疗等；选用运动疗法和作业疗法，如神经松动术、关节松动术、上肢功能训练、缠指法等。还可使用手指动力性夹板，以恢复手指和手的力量，防止畸形发生。

2. 疼痛难忍者，可以口服消炎镇痛药物。

3. 对情绪不稳、精神抑郁、睡眠差的患者，要注意心理调节，适当使用艾司唑仑和氯氮卓等。

六、预防与调护

在发生常引起肩手综合征的疾病如中风偏瘫、颅脑损伤偏瘫、上肢外伤后，医护人员和患者及其家属要高度关注，积极预防，注意良肢位的摆放和正确的体位转移，避免患肢的拉伤，预防肩手综合征的发生。如已发生，则要保持积极乐观的心态，注意患肢保暖，规范治疗，争取早日康复。

第十三节　神经根型颈椎病

神经根型颈椎病是因单侧或双侧颈脊神经根受到刺激或压迫，导致与颈脊神经根分布、支配区相一致的感觉、运动及反射障碍的疾病。颈脊神经共有8对，分布、支配不同的部位。受累颈脊神经根不同，临床表现有异。临床上，以颈5~8脊神经根受累较多。C_4、C_5、C_6神经根受累，会出现肩部、肩胛区的疼痛。C_4受累，疼痛在肩胛上区；C_5受累，疼痛在肩部；C_6受累，疼痛在肩胛骨内侧缘。可参照中医痹证论治。

一、病因和发病机理

1. 中医病因病机　肝肾精血不足、筋骨失养，慢性劳损、伤筋损骨，致使颈椎退行性病变，经络闭阻，不通则痛。外感风寒湿邪，阻滞经络，可诱发和加重病情。

2. 西医病因病理 不良睡眠体位，持续时间过长，造成椎旁肌肉、韧带及关节的平衡失调；长期低头工作，包括家务劳动、刺绣、使用电脑、打字抄写、流水线装配，不当的体育锻炼，超过颈部耐受量；长期反复以头颈部为负重支撑点的人体倒立或翻筋斗等，这些慢性劳损均与颈椎病发病有关。

颈椎椎间盘髓核突出或脱出，后方小关节骨质增生或创伤性关节炎，钩椎关节骨刺形成，以及相邻的三个关节（椎体间关节、钩椎关节及后方小关节）松动与移位等均可对脊神经根造成刺激与压迫，引起一系列症状和体征。

二、临床表现

1. 颈部症状 髓核突出者，根袖处硬膜囊壁上的窦椎神经直接受到刺激，引起颈痛、椎旁肌肉压痛、颈部立正式体位，颈椎棘突或棘突间的压痛或叩痛，急性期更明显。单纯性钩椎关节退变及骨质增生所致者，颈部症状较轻微，甚至无特殊发现。

2. 根性痛 范围与受累椎节的脊神经根分布区域一致。伴有该神经根分布区的感觉障碍，如手指麻木、指尖感觉过敏及皮肤感觉减退等。

3. 根性肌力障碍 前根受压者明显，早期肌张力增高，但很快减弱并出现肌萎缩。受累范围仅局限于该脊神经根所支配的肌组。手部大、小鱼际肌及骨间肌明显。

4. 腱反射改变 受累脊神经根所参与的反射弧出现异常。早期活跃，中、后期则减退或消失。检查时应与对侧比较。单纯根性受累不应有病理反射，如有病理反射，则提示脊髓同时受累。

5. 臂丛牵拉试验与颈椎间孔挤压试验 臂丛牵拉试验大多阳性，尤其是急性期及以后根受压为主者。颈椎间孔挤压试验阳性者多见于以髓核突出、髓核脱出及椎节不稳为主的病例；因钩椎增生所致者大多为弱阳性；因椎管内占位性病变所引起者，大多为阴性。

6. X线检查 颈椎系列X线片（颈椎前后位、侧位、双斜位、张口位），显示椎节不稳（梯形变）、钩椎增生、颈椎生理曲度改变、颈椎间孔受累。几乎90%的神经根型颈椎病是由椎间孔水平骨刺过度增生压迫颈神经根引起的。

7. MRI检查 显示椎间盘变性和髓核后突，髓核甚至可突向根管、椎管内，且大多偏向患侧。

三、诊断要点

1. 典型的根性症状，包括疼痛及麻木等，出现范围与颈脊神经分布区域一致。

2. 臂丛牵拉试验和颈椎间孔挤压试验多为阳性。

3. 影像学检查，X线平片可显示颈椎曲度改变、椎节不稳及骨刺形成等，MRI检查可见髓核突出与脱出、脊神经根受累的部位与程度等。

4. 痛点封闭无明显效果。

5. 一般来说，肩关节主动、被动活动正常。

四、鉴别诊断

1. 肩周炎　肩痛，夜间加重，肩关节活动障碍逐渐加剧，主动和被动活动均受限，有"扛肩"现象，肩关节主动或被动外展时，患侧肩胛骨随之向外上方移动，肩部随之高耸。颈椎无压痛和叩痛，颈椎活动正常。

2. 胸廓出口综合征　患侧肩部及上肢疼痛、麻木、无力，手臂发凉、容易疲劳，伴有上肢肿胀、发绀。X线检查发现颈椎、肋骨和锁骨异常、畸形。电生理检查可见神经传导异常。斜角肌试验阳性。

五、治疗

（一）中医

1. 针灸　取风池或天柱、颈百劳、肩井、后溪、相关的颈夹脊，毫针针刺，可配合电针，用连续波，患者能耐受为度。还可选用艾灸、火针、拔火罐等疗法。

2. 中药（内服）

1）风寒湿阻证　肩颈部疼痛，肢体酸胀重着、麻木，天气变化时较重，遇寒痛增，得温痛减，颈部僵硬，活动受限，项部可触及条索状物，一般有压痛。舌苔薄白或白腻，脉弦紧。治宜祛风散寒，除湿活络，方用羌活胜湿汤加减。

2）气滞血瘀证　颈部及患侧上肢针刺样或烧灼样疼痛，痛处固定，手指麻木，活动不利，肩胛部及肩部压痛，舌紫暗或有瘀点、瘀斑，脉弦细而涩。治宜行气活血，化瘀止痛，方用桃红四物汤加减。

3）肝肾不足证　颈项酸软疼痛，手足麻木乏力，活动拘急不利，或伴有头晕眼花，耳鸣耳聋，腰膝酸软，男子遗精、阳痿，女子月经不调，舌红、少苔，脉细弱。治宜滋养肝肾，调和气血，方用肾气丸加减。

3. 推拿 缓解颈肩肌群的紧张及痉挛，恢复颈椎活动，松解神经根及软组织粘连。

4. 穴位注射 常用药物有当归注射液、丹参注射液、维生素 B_1 注射液、维生素 B_{12} 注射液等。选用颈百劳、肩井、颈夹脊 1～2 对，每穴注射 1～2mL，隔天 1 次，5 次为 1 疗程。

（二）西医

1. 非手术疗法

（1）制动 颈围制动，纠正不良体位。

（2）热敷 用热毛巾或热水袋局部外敷，可改善血液循环，缓解肌肉痉挛，消除肿胀，减轻症状。

（3）颈椎牵引 可减轻颈神经根和神经的直接受压。急性期轻度颈椎牵引，可减轻激惹症状。恢复期牵引力可适当加大。

（4）牵张训练 能减轻肌肉痉挛和激惹症状，但要谨慎操作，极度旋转和侧屈运动可刺激神经根，特别是在椎间孔受侵时。

（5）理疗 离子透入、激光、臭氧治疗。

2. 手术疗法 凡具有以下情况者可考虑手术。

（1）经正规非手术疗法 3 个月以上无效，临床表现、影像学所见及神经学定位一致。

（2）有进行性肌肉萎缩及疼痛剧烈。

（3）虽非手术疗法有效，但由于症状反复发作影响工作、学习和生活。

术式以颈前路侧前方减压术为宜，不仅疗效佳，且对颈椎的稳定性影响不大。对伴有椎节不稳或根管狭窄者，亦可同时选用椎节间界面内固定术，将椎节撑开及固定融合。通过切开小关节达到减压目的之颈后路术式虽有疗效，但因术后易引起颈椎成角畸形，目前已逐渐被放弃。亦可通过椎板从后方切除或刮除椎体侧后方的骨性致压物，但此种术式难度较大，且易误伤，非有经验者不应选用。

六、预防与调护

睡眠不足、工作紧张、长时间保持固定姿势等，会导致神经肌肉过度紧张，强化颈椎病症状。故要注意适当休息，保证睡眠；选择高低合适的枕头，避免不良睡眠体位；避免持久低头工作，确因工作需要，选用可调节高度的座椅或工作一段时间后改变颈椎体位。体育运动不超过颈部耐受量。注意颈部保护，防止风寒湿邪侵袭。平常可做颈椎操，如舒缓地用下颌尖写"米"字，或舒缓地做颈椎前屈、后伸、侧弯、旋转运动。

附：

颈椎康复操

1. 双手放在颈后，缓慢地抬头、向后仰头望天花板，并收拢双肩，而后使肩胛骨靠拢。

2. 两脚分开，与肩同宽，自然站立，或正坐位，面向前方，颈椎侧弯，让耳朵尽量靠拢肩膀。如此每侧做 3～5 次。

3. 保持上述体位，缓慢地将头转向右边再转向左边。

4. 保持上述体位，把手掌放到额头，手掌和额头对抗用力。保持头和手不动，维持 5 秒。

5. 保持上述体位，将手掌放在头侧方，手掌和头对抗用力。保持头和手不动，左右方向维持 5 秒。

6. 保持上述体位，手放在头的一侧，向同侧转动头。保持头和手不动，每一侧维持 5 秒。

7. 保持上述体位，将双手放到头后，手和头对抗用力。保持头和手不动，维持 5 秒。

8. 保持上述体位，肩膀放松，双手垂直放在两旁。双肩朝耳朵的方向向上耸起，维持 3 秒。

9. 屈肘 90°站立，向外旋转手臂，使两侧肩胛骨靠拢，维持 5 秒。

第十四节　胸廓出口综合征

胸廓出口综合征又称前斜角肌综合征、颈肋综合征、胸小肌综合征、肋锁综合征、过度外展综合征，是指在胸廓出口区，锁骨下动脉、静脉和臂丛神经在胸廓上口和胸小肌喙突附着部受到压迫而产生的综合征。本病的临床表现为手臂发凉、容易疲劳，肩臂或手有钝性疼痛，做上肢超过头部的活动困难等（图 8 - 5）。本病可发生于 15～60 岁的人群，以 20～40 岁的女性发病率较高，可能与女性颈肋发生率较男性高 1 倍，并且女性肌力弱，肩胛带下垂较男性明显有关。

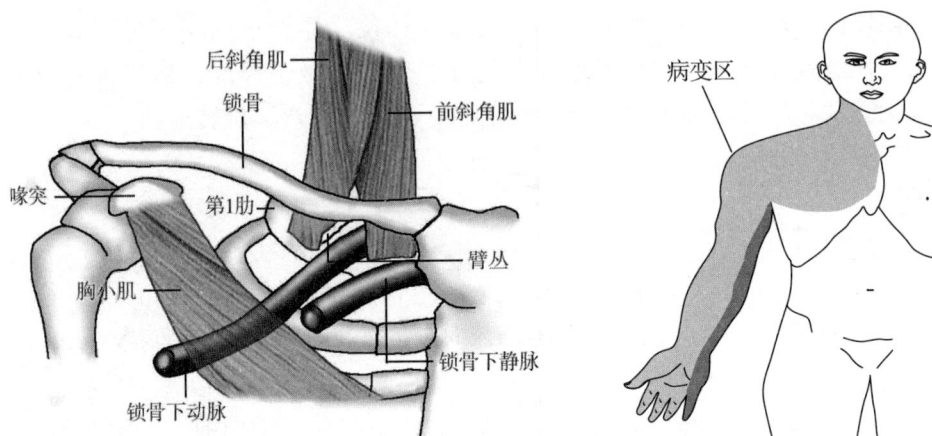

图 8-5　胸廓出口综合征

前斜角肌起于第 3~6 颈椎横突前结节，肌纤维向前外下走行，止于第 1 肋骨的前端上缘锁骨下动脉沟前方的前斜角肌结节；中斜角肌多数起于所有颈椎横突后结节，少数起于第 2~7 或 3~7 颈椎横突后结节，向外下止于第 1 肋骨上面锁骨下动脉沟的后方或外后方。前、中斜角肌与第 1 肋骨构成的一个三角形间隙，称为斜角肌间隙。支配上肢的神经有臂丛神经，分布于上肢的血管有锁骨下动脉、静脉。锁骨下动脉自主动脉弓发出后，呈弓形跨越第 1 肋骨，穿过斜角肌间隙，进入肋锁间隙。锁骨下静脉并不通过斜角肌间隙，而是从前斜角肌的前方越过，注入颈静脉。臂丛神经由 C_5 至 T_1 神经根前支组成，各神经根出椎间孔后向外下走行，在锁骨下动脉的后上方穿过斜角肌间隙。C_5、C_6 神经根组成臂丛神经的上干，C_7 神经根单独组成中干，C_8、T_1 神经根组成臂丛神经的下干，其中下干直接跨越第 1 肋骨。各干分为前、后两股，共同走行于肋锁间隙内，向外下通过此间隙后，进入胸小肌后面的胸小肌后间隙，再进入腋部。在神经及血管束的周围，有纤维结缔组织形成的神经血管鞘。臂丛神经在上述行程中，按顺序在斜角肌间隙、肋锁间隙、胸小肌后间隙等部位较易受压。

任何先天或后天因素引起上述解剖部位的异常，均可直接或间接地压迫锁骨下血管及臂丛神经，产生临床症状。

一、病因和发病机理

1. 压迫神经和血管的原因有骨性异常，如颈肋、第 7 颈椎横突过长、第 1 肋骨的上移使肋锁间隙狭窄；第 1 肋骨或锁骨的畸形、外生骨疣、外伤引起的锁骨或第 1 肋骨骨折、肱骨头脱位等。锁骨及肋骨骨折不仅可直接损伤锁骨下血管及臂丛神经，而且可因骨折畸形愈合、异常的骨痂生长、局部瘢痕组织增生及肌肉组织损伤后出血水肿、纤维化，压迫血管神经束。

2. 前、中斜角肌的肥厚，斜角肌痉挛或纤维化（挛缩），肩带下垂和上肢过度外展均可引起胸廓出口狭窄，产生锁骨下血管及臂丛神经受压症状。血管损伤产生的假性动脉瘤或胸廓出口处的肿瘤也可直接压迫臂丛神经。

3. 上肢正常动作，如上臂外展、肩部向后下垂、颈部伸展、面部转向对侧及深吸气等可使肋锁间隙缩小，神经和血管受压迫。

上述病因中，斜角肌病变最常见，颈肋次之，肋锁间隙狭窄少见。

二、临床表现

因神经、血管受压程度不同而表现各异。

1. 神经源性症状　因臂丛神经受压引起，较血管受压症状常见。臂丛神经上干受压较少，跨越第 1 肋骨的下干最易受压，主要表现为患侧肩部及上肢疼痛、无力、麻木。发病早期疼痛为间歇性，可向前臂及手部尺侧放射，肩外展及内旋时疼痛加剧。严重者可出现前臂及手部尺侧的感觉异常，甚至肌肉瘫痪，肌肉瘫痪及萎缩以小鱼际及骨间肌为甚，表现为爪形手，有时也存在大鱼际肌及前臂肌肌力减退。锁骨上区有压痛并向前臂放射。多数病例前斜角肌紧张试验阳性。疼痛和麻木可因过度用力、上肢外展和颈部过伸时出现或加重。胸廓出口综合征的上臂型，臂丛的 C_4、C_5 神经受压，疼痛在三角肌和上臂侧面。累及臂丛的 C_7、C_8，引起正中神经在食指和中指的症状。在胸廓出口综合征中，颈肋可以产生 C_5、C_6、C_7、C_8、T_1 受压的各种不同程度的症状。

部分患者疼痛不典型，累及前胸部和肩周区域，出现假性心绞痛的症状。这些患者冠状动脉造影正常，当尺神经传导速度低于 48m/s 时，提示胸廓出口综合征。

2. 动脉受压症状　包括上肢和手部皮肤冷、弥漫性疼痛、无力或易于疲劳。部分患者出现雷诺现象，常为单侧。因上肢过度外展、头部旋转和手提重物引起，不同于雷诺病的双侧和对称发作。此外，雷诺病多因寒冷和情绪激动诱发。胸廓出口综合征患者对冷敏感，突然感到一个或几个手指冷和发白，慢慢变为发绀和持续麻木。血管受压症状是动脉永久性血栓形成的先兆。动脉闭塞常发生在锁骨下动脉，手指表现为持续发冷、发绀、发白。在肩胛区扪及明显的动脉搏动，提示锁骨下动脉狭窄后的扩张或动脉瘤形成。

3. 静脉阻塞或闭塞症状 较少见，表现为臂部疼痛、疲劳，伴肢体肿胀、发绀和水肿，可出现肩周前胸侧支静脉扩张。体格检查时，存在静脉血栓。可见腋静脉张力中等程度增高，在静脉走行中可见网状结构。侧支循环建立后，逐渐消退，侧支循环不能充分代偿时，症状重复出现。

4. X线检查 颈椎正位片可发现是否有颈肋及第7颈椎横突过长，胸片及锁骨的切线位片可发现是否有锁骨及肋骨的畸形。

5. MRI检查 可发现锁骨上区是否有肿瘤、纤维束带是否压迫血管神经。但也有不同意见认为，MRI并不能发现压迫臂丛神经的纤维束带。

6. 电生理检查 肌电图异常往往局限于手内部肌，表现为纤颤电位、运动单位电位（MuP）下降等慢性神经源性病变。神经传导（NCS）改变具有特征性，表现为前臂内侧皮神经感觉神经动作电位（SNAP）振幅降低或不能引出，尺神经感觉神经动作电位振幅稍降低，正中神经运动神经动作电位振幅降低，而正中神经感觉神经动作电位正常。F波延长。体感诱发电位检查（SEPs）的典型改变是尺神经SEPs异常，而正中神经的SEPs正常，常表现为尺神经N9反应振幅衰减，伴或不伴N13反应振幅衰减，少数情况下，N9及N13反应不能引出，或虽能引出，但潜伏期延长。尺神经传导速度测定：分别测定胸廓出口、肘部、前臂处尺神经传导速度。正常胸廓出口为72m/s，肘部55m/s，前臂59m/s。胸廓出口综合征患者的胸廓出口尺神经传导速度减少至32~65m/s，平均为53m/s。

7. 选择性血管造影 用于严重动静脉受压合并动脉瘤、粥样斑块、栓塞和静脉血栓形成，以明确病变性质和排除其他血管病变。

8. 特殊检查

（1）上肢外展试验 上肢外展90°、135°和180°，手外旋、颈取伸展位，使锁骨下神经血管紧紧束压在胸小肌止点下方和锁骨与第1肋骨间隙处，患者感到颈肩部和上肢疼痛或疼痛加剧，桡动脉搏动减弱或消失，血压下降2.0kPa（15mmHg），锁骨下动脉区听到收缩期杂音。

（2）斜角肌试验（Adson试验） 患者端坐，双手放在大腿上，深吸气、伸颈，并将下颌转向患侧，如患侧桡动脉搏动减弱或消失，而健侧搏动正常或稍减弱，则为阳性。

（3）前斜角肌紧张试验 患者取坐位，头转向健侧，颈部过伸，同时将健侧手臂向下牵拉，出现患肢麻木、疼痛加重并向远端放射则为阳性。

（4）赖特征（Wright sign）　患者取坐位，检查者一手触摸患者桡动脉，同时将上臂被动过度外展，如桡动脉搏动减弱或消失，腋下出现杂音者为阳性。

（5）鲁斯征（Roos sign）　又称上臂缺血试验。嘱患者将双侧上肢外展90°并外旋，患者并做双手连续快速伸、屈手指动作，如出现疼痛加重、无力、患肢自动下落者为阳性。

三、诊断要点

1. 患侧肩部及上肢疼痛、麻木、无力，手臂发凉、容易疲劳，伴有上肢肿胀、发绀。

2. X线检查发现颈椎、肋骨和锁骨异常、畸形。

3. 电生理检查可见神经传导异常。

4. 斜角肌试验阳性。

四、鉴别诊断

1. 颈椎病　可出现上肢疼痛、无力、感觉异常。但颈椎病常有颈部压痛，压头试验及臂丛神经牵拉试验常为阳性。X线片提示颈椎骨质增生、椎间隙变窄、钩椎关节改变等退行性变，CT及MRI可显示椎间盘变性及神经根、脊髓受压。

2. 肘管综合征　是尺神经在肘管内受压而产生的临床综合征，表现为手无力，患肢手部尺侧感觉异常，小鱼际及骨间肌萎缩，爪形手，与本病主要累及尺神经所产生的临床表现相似。但肘管综合征无肩部症状，不波及正中神经，体征局限于肘部以下，斜角肌试验、赖特征、鲁斯征等特殊试验阴性。

3. 肩手综合征　有肩痛，患手突然水肿、疼痛、手功能受限的表现。往往有原发病，影响到自主神经系统，造成血管舒缩功能障碍。斜角肌试验、赖特征、鲁斯征等特殊试验阴性。

五、治疗

（一）中医

1. 针灸　取患侧缺盆、肩井、扶突、天窗、肩髃、外关、合谷，阿是穴，毫针针刺，用泻法，可配合电针。

2. 中药（内服）

1）风寒湿阻证　患肩及上肢疼痛、麻木、无力，手臂发凉、容易疲劳，伴有上肢肿胀、发绀，遇寒痛增，得温痛减，舌苔白腻，脉弦紧。治宜祛风散寒，除湿活络，方用羌活胜湿汤加减。

2）气滞血瘀证　患肩及上肢疼痛且痛处固定、麻木、无力，手臂发凉、容易疲劳，伴有上肢肿胀、发绀，舌紫暗或有瘀斑，脉弦细而涩。治以行气活血，化瘀止痛，方用桃红四物汤加减。

3）肝肾不足证　患肩及上肢疼痛、麻木、无力，手臂发凉、容易疲劳，上肢肿胀、发绀，伴有头晕眼花，耳鸣耳聋，腰膝酸软，男子遗精、阳痿，女子月经不调，舌红、少苔，脉细弱。治宜滋养肝肾，调和气血，方用肾气丸加减。

（二）西医

1. 口服药物　地塞米松、泼尼松、消炎镇痛药。

2. 局部注射　在左或右锁骨上窝压痛区肌肉内注射1%普鲁卡因5mL加氢化可的松1mL，每周1次，3~5次为1疗程。局部肌肉有劳损者效果明显。

3. 理疗　锁骨上窝采用透热疗法或碘离子透入。

4. 锻炼　肩带肌肉锻炼、颈部牵引。

5. 手术治疗

（1）适应证　适用于经1~3个月保守治疗后，症状无改善甚至加重，尺神经传导速度经过胸廓出口低于60m/s者；血管造影显示锁骨下动脉和静脉明显狭窄受阻者；局部剧痛或静脉受压症状明显者。

（2）原则　解除对血管神经束的骨性剪刀样压迫，切除第1肋骨全长，解除压迫因素，使臂丛和锁骨下动脉下移而不产生畸形并发症。

（3）途径　①腋下途径。手术创伤小，出血量少，但显露差，易造成第1肋骨切除不彻底。②肩胛旁途径。切口能满意切除第1肋骨和解除有关压迫因素，适用于再次手术患者。缺点是创伤大，出血量多。手术并发症为损伤胸膜引起气胸，术中牵拉臂丛引起手臂麻木无力或术后血肿的感染。术后有90%以上的患者症状消失。

第十五节　其他类型的肩痛

除上述章节介绍的肩痛，还有一些其他类型的肩痛也需要重视，以利于肩痛症的诊断和鉴别诊断。尤其要高度关注放射性左肩痛和右肩痛、肺上沟癌引起的肩痛等特殊肩痛症，及时确诊和治疗。

一、放射性左肩痛

如果出现放射性左肩痛，要考虑冠心病心绞痛。心绞痛引起左肩痛，往往因体力活动、情绪激动等诱发，冠脉痉挛所致。常有心前区突发性疼痛，多为发作性绞痛或压榨痛，也可为憋闷感、压榨感或窒息感。疼痛从胸骨后或心前区开始，放射至左肩、臂，甚至小指和无名指，休息或含服硝酸甘油后缓解。也可放射至颈部、下颌、牙齿、腹部。可伴有心慌、心悸、出汗、惊恐、恶心、呕吐等，但往往没有肩部活动障碍，持续时间较短。

二、放射性右肩痛

若出现放射性右肩痛，要考虑胆囊炎、胆石症。胆囊炎或胆石症引起牵涉性右肩痛，也没有肩部活动障碍，但常有右上腹剧痛或绞痛。可以通过肝胆超声检查明确诊断。如为胆囊炎，经抗感染、解痉止痛治疗可缓解肩痛。

三、肺上沟癌引起的肩痛

肺上沟癌肿物压迫臂丛神经引起肩痛，可出现在咳嗽、咯血、胸痛等呼吸道症状发生之前。肩痛特点表现为刚开始时轻度酸胀，逐渐发展为以痛为主，剧烈时呈放电样的疼痛，伴有上肢麻木、乏力、不能持物。大部分疼痛发生在癌肿的同侧肩臂，少数为双侧肩痛。胸部 X 线和 CT 检查可以早期发现和诊断。若能早期发现并及时手术，患者 5 年的生存期可以达到 80% 左右。如果年龄大、体质差，无法接受手术，可以放疗。

四、肩部骨折、脱位引起的肩痛

这类肩痛常在外伤后发生，伴有肩关节活动受限，X 线检查即可明确诊断。

五、肩部肿瘤引起的肩痛

肩部肿瘤主要是肩胛骨转移瘤。常见表现为疼痛，进行性加重，上肢抬起受限，不能前后摆动，局部可有隆起的肿块。患者不能向患侧卧位。

除此以外，常伴有原发肿瘤的表现，若是肺癌，可以同时有咳嗽、胸痛、咯血、发热等。肩部肿瘤与肩周炎临床表现有相似性，如疼痛时间较长、夜间疼痛、肩关节主动或被动运动受限，要注意鉴别。如果出现肩痛，特别是夜间疼痛明显，病程较长，经过局部热敷等没有明显好转的情况下，应及时到医院诊治，明确诊断。

六、颈神经根炎引起的肩痛

颈神经根炎是由感染、风寒、中毒引起的颈神经损害，以上肢酸痛麻木、感觉障碍为主要表现。多见于青壮年，急性或亚急性起病。早期出现上臂疼痛，逐渐扩散到颈、肩、前臂及手指。疼痛特点是酸痛麻木，在受凉及天气变化时加重，牵拉神经根可引起反射性牵涉痛，咳嗽及腹压增加时可诱发。在颈椎旁有压痛点。可有肩及上肢肌无力、肌肉萎缩等表现。

七、其他病变引起的肩痛

肩痛可能是躯体化障碍的表现，也可能是抑郁症的表现。

附　录

肩痛症常用方剂

活血舒筋汤《中医外伤科学讲义》

组成：当归尾、赤芍、片姜黄、伸筋草、松节、海桐皮、落得打、路路通、羌活、独活、防风、续断、甘草。病在上肢，加用川芎、桂枝；下肢，加用牛膝、木香；痛甚者，加乳香、没药。

功用：活血祛瘀，舒筋活络。

主治：伤筋、关节肿痛之瘀血阻滞者。现代临床应用于骨折、脱位、软组织损伤中期。

用法：水煎服，每日1剂。

舒筋活血汤《伤科补要》

组成：羌活、防风、荆芥、独活、当归、续断、青皮、牛膝、五加皮、杜仲、红花、枳壳。

功用：舒筋通络，活血化瘀。

主治：肌肉、筋膜、筋腱损伤。用于伤筋中期及脱臼复位后调理。

用法：水煎服，每日1剂。

当归鸡血藤汤《中医伤科学》

组成：当归、熟地、桂圆肉、白芍、丹参、鸡血藤。

功用：补血扶正。

主治：骨伤患者后期气血虚弱；肿瘤化疗后或放疗期间白细胞及血小板减少者。

用法：水煎服，每日1剂。

海桐皮汤《医宗金鉴》

组成：海桐皮、透骨草、乳香、没药、当归（酒洗）、川椒、川芎、红花、威灵仙、白芷、甘草、防风。

功用：活血散瘀，通络止痛。

主治：筋骨损伤，瘀血阻滞而疼痛、活动受限者。

用法：共为细末，布袋装，煎水熏洗患处。

补筋丸《医宗金鉴》

组成：五加皮、蛇床子、沉香、丁香、川牛膝、白云苓、白莲蕊、肉苁蓉、菟丝子、当归、熟地黄、牡丹皮、宣木瓜、怀山药、人参、广木香。

功用：补肾壮筋，益气养血，活络止痛。

主治：跌仆伤筋，血脉壅滞，青紫肿痛者。

用法：共为细末，炼蜜为丸，如弹子大，每丸重9g，用酒送服。

正骨紫金丹《医宗金鉴》

组成：丁香、木香、瓜儿血竭、儿茶、熟大黄、红花、当归头、莲肉、白茯苓、白芍、丹皮、生甘草。

功用：行气活血，消肿止痛。

主治：跌打扑坠闪错损伤，并一切疼痛，瘀血凝聚。

用法：上述药物共为细末，炼蜜为丸。每服9g，黄酒调服。孕妇忌服。

七厘散《中国药典》

组成：血竭、乳香（制）、没药（制）、红花、儿茶、冰片、麝香、朱砂。

功用：化瘀消肿，止痛止血。

主治：跌扑损伤，血瘀疼痛，外伤出血。

用法：口服，一次1~1.5g，一日1~3次；外用，调敷患处。孕妇禁用。

三痹汤《张氏医通》

组成：人参、黄芪（酒炒）、白术、当归、川芎、白芍、茯苓、炙甘草、桂心、防己、防风、乌头（炮）、细辛、生姜、红枣。

功用：益气补血，祛风寒湿。

主治：风寒湿气合病，气血凝滞，手足拘挛。

用法：水煎服，每日1剂。

三痹汤《妇人大全良方》

组成：川续断、杜仲、防风、桂心、细辛、人参、白茯苓、当归、白芍药、甘草、秦艽、生地黄、川芎、川独活、黄芪、川牛膝、生姜、大枣。

功用：补肝肾，益气血，祛风湿。

主治：肝肾亏虚，气血不足，血气凝滞，手足拘挛，风痹，气痹。

用法：水煎服，每日1剂。

蠲痹汤《医学心悟》

组成：羌活、独活、桂心、秦艽、当归、川芎、炙甘草、海风藤、桑枝、乳香、木香。

功用：祛风除湿，蠲痹止痛。

主治：风寒湿痹。

用法：每日 1 剂，水煎服。

宣痹汤《温病条辨》

组成：防己、薏苡仁、杏仁、滑石、连翘、山栀、半夏、蚕沙、赤小豆皮。

功用：祛风除湿，清热通络。

主治：风湿热痹。

用法：每日 1 剂，水煎服。

独活寄生汤《备急千金要方》

组成：独活、桑寄生、杜仲、牛膝、细辛、秦艽、茯苓、肉桂心、防风、川芎、人参、甘草、当归、芍药、干地黄。

功用：祛风湿，益肝肾，补气血，止痹痛。

主治：久痹证见肝肾不足、气血亏虚。

用法：每日 1 剂，水煎服。

桃红饮《类证治裁》

组成：桃仁、红花、当归尾、川芎、威灵仙。

功用：活血祛瘀，祛风除湿。

主治：血瘀痹证。

用法：每日 1 剂，水煎服。

桃红四物汤《医宗金鉴》

组成：桃仁、红花、熟地、当归、川芎、白芍。

功用：养血活血。

主治：损伤瘀痛，瘀血阻滞引起的月经不调及癥瘕。

用法：每日 1 剂，水煎服。

肾气丸《金匮要略》

组成：熟地黄、山药、山茱萸、茯苓、泽泻、丹皮、桂枝、附子（炮）。

功用：温补肾阳。

主治：肾阳不足证。

用法：每日 1 剂，水煎服。

小活络丹《和剂局方》

组成：制天南星、制川乌、制草乌、地龙、乳香（制）、没药（制）。

功用：祛风除湿，化痰通络，活血止痛。

主治：痰瘀痹证。

用法：上药研细末，加炼蜜制成大蜜丸，每丸重3g，每

次 1 丸，每日 2 次，空腹时用陈酒或温开水送服；亦可作汤剂，用量按原方比例酌减，川乌、草乌先煎 30 分钟。阴虚有热者、孕妇禁用。

活血止痛汤《伤科大成》

组成：当归、苏木末、落得打、川芎、红花、乳香、没药、三七（炒）、赤芍药、陈皮、紫荆藤、地鳖虫。

功用：活血止痛。

主治：损伤瘀血，红肿疼痛。

用法：每日 1 剂，水煎服。

补肾壮筋汤《伤科补要》

组成：熟地、当归、牛膝、山萸、云苓、川断、杜仲、白芍、青皮、五加皮。

功用：补益肝肾，强筋健骨。

主治：损伤后期，肝肾亏损。症见筋骨痿软，腰膝无力，步履艰难，眩晕，消瘦，舌淡脉弱者。也可用于颞下颌关节经常脱位者。

用法：水煎服，每日 1 剂。

复元活血汤《医学发明》

组成：柴胡、瓜蒌根、当归、红花、甘草、穿山甲（炮）、大黄（酒浸）、桃仁（酒浸，去皮尖）。

功用：活血祛瘀，疏肝通络。

主治：跌打损伤，瘀血阻滞证。胁肋瘀肿，痛不可忍。常用于治疗肋间神经痛、肋软骨炎、胸肋部挫伤、乳腺增生症等属瘀血停滞者。

用法：水煎服，每日 1 剂。

羌活胜湿汤《脾胃论》

组成：羌活、独活、藁本、防风、甘草、蔓荆子、川芎。

功用：祛风除湿。

主治：用于治疗外感风寒，风湿在表证。症见头痛项强，腰背重痛，全身疼痛，恶寒发热等。

用法：水煎服，每日 1 剂。

当归四逆汤《伤寒论》

组成：当归、桂枝、芍药、细辛、通草、甘草、大枣。

功用：温经散寒，养血通脉。

主治：血虚寒厥证。手足厥寒，或腰、股、腿、足、肩臂疼痛，口不渴，舌淡苔白，脉沉细或细而欲绝。

用法：水煎服，每日 1 剂。

身痛逐瘀汤《医林改错》

组成：秦艽、川芎、桃仁、红花、甘草、羌活、没药、当归、灵脂、香附、牛膝、地龙。

功用：活血祛瘀，通经止痛，祛风除湿。

主治：痹症有瘀血者。

用法：水煎服，每日 1 剂。

补阳还五汤《医林改错》

组成：黄芪、当归尾、赤芍、地龙、川芎、红花、桃仁。

功用：补气、活血、通络。

主治：中风之气虚血瘀证。

用法：水煎服，每日 1 剂。

双合汤《杂病源流犀烛》

组成：当归、川芎、白芍、生地、陈皮、姜半夏、白茯苓（去皮）、桃仁（去皮去尖）、红花、白芥子、甘草。

功用：活血化瘀，祛痰通络。

主治：中风之痰瘀阻络证。

用法：水煎服，每日 1 剂。

大秦艽汤《素问病机气宜保命集》

组成：秦艽、石膏、甘草、川芎、当归、芍药、羌活、独活、防风、黄芩、白术、白芷、茯苓、生地黄、熟地黄、细辛。

功用：疏风清热，养血活血。

主治：风邪初中经络证。口眼㖞斜，舌强不能言语，手足不能运动，或恶寒发热，苔白或黄，脉浮数或弦细。

用法：水煎服，每日 1 剂。

黄芪桂枝五物汤《金匮要略》

组成：黄芪、桂枝、芍药、生姜、大枣。

功用：益气温经，和血通痹。

主治：血痹。肌肤麻木不仁，脉微涩而紧。

用法：水煎服，每日1剂。

六味地黄丸《小儿药证直诀》

组成：熟地、山茱萸、山药、丹皮、泽泻、茯苓。

功用：滋阴补肾。

主治：肾阴不足证。

用法：水煎服，每日1剂。

八珍汤《正体内要》

组成：人参、白术、白茯苓、当归、川芎、白芍、熟地黄、甘草。

功用：补益气血。

主治：气血两虚证。

用法：水煎服，每日1剂。

芍药甘草汤《伤寒论》

组成：芍药、甘草。

功用：调和肝脾，缓急止痛。

主治：伤寒伤阴，筋脉失濡，腿脚挛急，心烦，微恶寒，肝脾不和，脘腹疼痛。

用法：水煎服，每日1剂。

大活络丹《兰台轨范》

组成：白花蛇、乌梢蛇、威灵仙、两头尖（俱酒浸）、草乌、天麻（煨）、全蝎（去毒）、何首乌（黑豆水浸）、龟甲（炙）、麻黄、贯众、甘草（炙）、羌活、肉桂、藿香、乌药、黄连、熟地黄、大黄（蒸）、木香、沉香（用心）、细辛、赤芍（去油）、没药（去油）、丁香、乳香（去油）、僵蚕、天南星（姜制）、青皮、骨碎补、白豆蔻仁、安息香（酒熬）、附子（制）、黄芩（蒸）、茯苓、香附（酒浸焙）、玄参、白术、防风、葛根、虎胫骨（炙）、当归、血竭、地龙（炙）、犀角、麝香、松脂、牛黄、冰片、人参。

功用：调理气血，祛风除湿，活络止痛，化痰熄风。

主治：气血亏虚，肝肾不足，内蕴痰热，外受风邪，中风瘫痪，口眼歪斜，语言謇涩，昏迷不醒；或气血亏虚，肝肾不足，风湿痹痛，经久不愈，关节肿胀、麻木重着，筋脉拘挛，关节变形、屈伸不利；或平素痰盛，复因恼怒气逆，痰随气升，上闭清窍，突然昏厥，呼吸气粗，喉有痰声，痰厥昏迷者；或胸阳不振，痰浊阻络，气滞血瘀，痹阻心脉，胸部憋闷，或胸痛彻背，背痛彻心，喘息气短，即胸痹心痛等证；中风瘫痪，痿痹痰厥，拘挛疼痛，痛疽流注，跌扑损伤，小儿惊痛，妇人停经。西医诊为脑血管意外、癔症性昏厥、风湿性及类风湿关节炎、冠心病心绞痛等。

用法：口服，每服1丸，每日两次，温开水或温黄酒送服。忌生冷油腻，忌气恼寒凉。感冒发烧、孕妇忌服。

温针灸治疗肩周炎临床研究概况

摘要：本文搜集近年温针灸治疗肩周炎的临床研究文献，从单纯使用温针灸、温针灸结合其他针法、温针灸结合其他疗法、温针灸结合中药内服、温针灸结合体外冲击波理疗等5个方面，回顾温针灸治疗肩周炎的近况并总结疗效。分析了温针灸治疗肩周炎的机理、研究中存在的问题，并提出相关建议，为以后的临床治疗和研究提供参考。

关键词：温针灸　肩关节周围炎　疗效　临床研究

肩关节周围炎简称肩周炎，是肩关节囊及其周围软组织发生慢性无菌性炎症、软组织粘连，引起以肩部疼痛、主动和被动活动受限为特征的疾病。西医习称冻结肩、粘连性肩关节囊炎。中医学认为，年届五旬，肝肾不足，精血渐虚，筋骨失养，加之长期劳损，经筋受伤，风寒湿邪乘虚而入，闭阻肩部经络，致气血凝滞，不通而痛，经筋肌肉粘连，活动受限。或因肩部急性损伤后治疗不当、外伤后肩部固定过久，气滞血瘀，痹阻经脉所致。肩周炎无生命之虞，常为医者忽视。但其肩痛与活动受限，影响睡眠和工作，令患者痛苦不堪。治疗方法众多，但效果常差强人意，实为临床难治之病。笔者发现温针灸治疗肩周炎有效，也注意到近年来的相关报道。为总结疗效、发现问题，本文就近年温针灸治疗肩周炎的临床研究进行回顾，冀为指导临床、深入探讨提供依据。

临床上，医者单纯使用温针灸，或用之与其他针法、疗法结合来治疗肩周炎。

一、单纯使用温针灸

肖泳乐[1]以针刺为对照组、温针灸为治疗组，每组各33例，以肩关节疼痛指数及肩关节活动度为观察指标。两组均取肩髃、肩髎、肩贞、手三里、外关、后溪、阿是穴为主穴，配合循经取穴和同名经取穴。对照组针刺得气后予平补平泻，留针 1 小时；治疗组在针刺得气后，将艾柱点燃，插入毫针针柄顶端，每次灸 30 分钟。两组均每日治疗 1 次，疗程为 4 周。结果：与对照组相比，治疗组治疗前后肩关节疼痛指数的差值、肩关节活动度差值均较大，差异显著（$P < 0.05$），有统计学意义。可见，温针灸能显著改善患者肩关节疼痛及活动障碍。周亚锋，殷建权，严伟[2]治疗 174 例，对照组与观察组各 87 例。对照组予肩三针针刺，观察组予肩三针温针灸。观察组取穴：肩Ⅰ针：肩峰下凹陷中；肩Ⅱ针：肩Ⅰ针前 2 寸；肩Ⅲ针：肩Ⅰ针后 2 寸。患者坐位，穴位消毒，取 1.5 寸华佗牌毫针刺入穴位，行平补平泻手法，得气后，将 2cm 艾条套于针柄，艾条尾端距皮肤 2~3cm，点燃施灸，半小时出针。每日 1 次，5 次 1 疗程，治疗 2 疗程。对照组取穴、行针手法、留针时间、疗程同观察组，但不艾灸。观察两组患者疼痛、肩关节功能及临床疗效。总有效率观察组为 90.8%，对照组为 74.7%，表明肩三针温针灸可有效减轻疼痛、改善肩关节功能。关翔鑫[3]治疗患者 80 例，随机分为观察组 40 例和对照组 40 例。观察组采用温针灸，对照组采用普通针刺。取患侧肩髃、肩髎、肩贞、肩前、阿是穴、阳陵泉等，10 天 1 疗程，两组取穴、疗程均一致。治疗后总有效率观察组为 95%，对照组为 90%。蒲尚喜[4]使用随机平行对照方法，将 70 例患者分为对照组与治疗组各 35 例。对照组使用解热镇痛类药物痛点封闭，治疗组采用温针灸，留针 30 分钟，1 次/天，连续治疗 4 周为 1 疗程。1 疗程后判定疗效，总有效率治疗组为 94.29%，对照组为 74.29%，表明温针灸疗效较好。王晓彤[5]将 90 例患者分为对照组和观察组各 45 例，观察组采用"肩三针"穴，行温针灸，每次 30 分钟，每天 1 次，10 次 1 疗程。对照组采用相同穴位针刺，但不艾灸。2 个疗程后评价疗效，两组患者肩关节功能评分比较，观察组优于对照组（$P < 0.05$）。陶志平[6]把 62 例肩周炎患者随机分为两组，观察组和对照组各 31 例。观察组选用温针灸治疗，选用肩贞、肩髃、手三里、肩髎、外关、后溪、阿是穴等穴。让患者取坐位，针刺得气后，给予温针灸，每次灸 2 壮，时间约为 30 分钟，每周治疗 3 次，连续 4 周后观察疗效。对照组则用电针治疗，取穴同观察组。针刺得气后，连接 G6805 电针仪，频率为 50~100Hz，强度以患者能耐受为宜，通电 30 分钟，每周治疗 3 次，4 周后观察疗效。结果显示，总有效率观察组为 100%，对照组为 83.9%，观察组总有效率显著高于对照组（$P < 0.05$），提示温针灸疗效优于电针。王妍妍，彭志杰，张文涛等[7]将 82 例患者随机分为 2 组，观察组与对照组各 41

例。观察组采用循经取穴针刺，并在肩髃、肩前、肩贞等穴进行温针灸，每段艾柱长 2cm，每次每针 2 壮，每次 30 分钟，1 次/天，10 次 1 个疗程，共 2 个疗程。对照组针刺肩髃、肩前、肩贞等穴，每次 30 分钟，疗程同前。结果显示，和局部针刺相比，循经取穴针刺后温针灸疼痛评分及总有效率均显著改善，差异均具有统计学意义（$P < 0.05$），说明循经取穴针刺后温针灸较局部针刺优势明显。

二、温针灸结合其他针法

（一）温针灸配合针刺运动疗法

陈栎[8]将 76 例患者随机分为观察组和对照组各 38 例，观察组应用温针灸、针刺运动疗法，对照组应用电脑中频、超短波治疗。观察组温针灸，让患者取坐位，选用患侧肩前、肩髃、肩贞、臂臑等四个穴位，常规消毒后，用 60mm 毫针直刺。得气后，取 2cm 长艾炷套在针柄上，艾柱下端离皮肤约 2cm，针根部距离穴位 1cm。每次用 2 个艾炷，40 分钟左右。拔针后，继续取坐位，采用针刺运动疗法，选取健侧肩痛穴，用规格为 45mm 的毫针直刺，捻转行针到有强烈的酸胀感，嘱咐患者做臂上举、外旋、后伸、内旋动作，活动患侧肩部，时间为 10 分钟。对照组采用 BA2008 - Ⅲ型电脑中频治疗仪，患者取仰卧位，用一对中号电极相对放置在患肩前后方，绑带固定，选用 4 号肩周炎处方，时间为 20 分钟；尔后用超短波电疗机 DL - C - B，患者取仰卧体位，取一对大号电极板，中间各间隔 1cm 厚的毛巾，相对放置在患侧肩部前后方，上面用沙袋压紧压实，选用 2 档治疗量，治疗时间为 20 分钟。最后嘱咐患者做上述患侧肩部活动，时间为 10 分钟。两组总治疗时间都为 50 分钟。1 次/天，10 次 1 个疗程，2 个疗程后评定疗效。总有效率观察组为 94.7%，对照组为 84.2%，显示温针灸配合针刺运动疗法效果明显优于中频结合超短波治疗。

（二）温针灸配合齐刺

王黎，张心开[9]将 60 例患者随机分为 2 组各 30 例，齐刺温针组以齐刺温针灸疗法，电针组以电针疗法治疗。齐刺温针组主穴：阿是穴（压痛点明显且局限时，直接取阿是穴；疼痛范围较广，视范围大小决定阿是穴穴位数）。配穴：太阴经证加尺泽、阴陵泉；阳明、少阳经证加手三里、外关；太阳经证加后溪、昆仑；痛在阳明、太阳经加条口透承山。操作：常规消毒各穴位后，首先在阿是穴正中直刺 1 针，再在其前后约 0.5 寸处分别向穴位中心斜刺 1 针，采用提插和捻转结合手法，泻法为主，相同的方法针刺其他阿是穴。然后分别套上点燃的艾条。其他穴位均以毫针直刺，得气后行平补平泻手法。留针 30 分钟。电针组主穴：肩髃、肩前、肩贞、阿是穴、阳陵泉、中平。配穴同齐刺温针组。操作：常规消毒各穴位后行针刺，针刺深度以穴位所在部位以及患者形体大小决定，得气后行平补平泻手法。接 G6805－1 型电针治疗仪，早期用连续波、后期用断续波，输出电流以患者能忍耐为度，通电 30 分钟。两组治疗均隔天 1 次，治疗 8 次后评价疗效。愈显率齐刺温针组为 83.33%，电针组为 50%；总有效率齐刺温针组为 96.67%，电针组为 93.33%。表明温针灸配合齐刺具有较好效果。

（三）温针灸配合围刺

任玲[10]随机把 60 例寒湿型肩周炎患者分为观察组 30 例和对照组 30 例，对照组使用温针灸，观察组使用温针灸配合围刺。两组取穴均以阿是穴为主穴，结合循经及辨证选穴。对照组常规针刺得气后，给予灸法；观察组在对照组基础上配合围刺法，即在主穴（压痛最甚处）刺 1 针，再在其周围上下左右 0.5cm 处各刺入一针，并以 15°～45°角刺向主穴，并给予灸法。结果：观察组总有效率为 96.7%，显著高于对照组 76.7%。说明温针灸配合围刺治疗寒湿型肩周炎疗效较好。李春[11]随机把 74 例肩周炎寒湿证型患者分成观察组 37 例、对照组 37 例。对照组采取单纯温针灸治疗，观察组采取温针灸联合围刺治疗。观察组选取肩前、肩髃、肩贞、阿是穴等为主穴，循经选取阳陵泉，辨证选取阴陵泉、足三里，选用经验效穴中平。让患者取坐位，常规消毒穴位后，选用 28 号华佗牌毫针进行针刺，在主穴正中直刺一针。再在主穴上下左右约 0.5cm 处分别刺入一针，深度为 0.3～1.5 寸，针尖在刺向主穴时保持 15°～45°倾斜；肩髃刺入 0.5～0.8 寸，肩前与肩贞刺入约 1～1.5 寸，阿是穴刺入深度依患者病情而定。针刺得气后，给予温针灸，每次灸 3～4 壮，约 30 分钟。主穴以外的穴位，每次行针 10 分钟，每天治疗 1 次，共 25 天。对照组不用围刺针法，余同观察组。结果显示，两组患者治疗后压痛程度、日常活动程度、怕冷程度评分均优于治疗前（$P < 0.05$），观察组各项指标评分优于对照组（$P < 0.05$），说明温针灸联合围刺，疗效更好。

（四）温针灸配合合谷刺

刘尚策，郭玉红，何艺博[12]将 66 例患者随机分为治疗组 35 例和对照组 31 例，两组选穴均以肩髃、肩髎、肩贞、肩前、阿是穴为主穴，结合循经及辨证选穴。对照组采用常规针刺，治疗组采用温针灸配合"合谷刺法"，在除阿是穴以外的主穴上予温针灸，同时配合阿是穴"合谷刺法"，在局部直刺一定深度得气后，向左、右、后外方斜刺，直接针在肌肉部分，疏通局部经脉，使局部感到酸麻胀。两组患者治疗两个疗程（10天）后评价疗效。结果显示，有效率治疗组为97.14%，对照组为90.32%；显效率治疗组为65.71%，对照组为38.71%，表明温针灸结合合谷刺对肩周炎有更好疗效。

（五）温针灸配合强刺激针刺手法

石海艳[13]把80例肩周炎患者分为对照组和观察组各40例。对照组用常规针刺，让患者取坐位，患侧上肢取平肩屈肘体位。局部针刺肩髃、肩髎、肩前、肩贞、阿是穴；上臂疼痛则加刺臂臑、曲池，肩胛疼痛则加刺曲垣、天宗；肌肉萎缩则加用局部排刺法。远端选取条口透承山、阳陵泉。除排刺外，其余都用提插捻转泻法。留针30分钟，每日1次，10次为1疗程。观察组采用温针灸配合强刺激针法，令患者取坐位，患侧肩关节外展或内收或上举或后伸，取疼痛难以忍受的极限位置，另一个医生配合固定肩部，施术者在压痛点针刺，采用烧山火或提插捻转泻法强刺激手法，直到疼痛有所缓解，再变换至上肢其他功能位，取疼痛难以忍受的极限位置，用上述针刺手法，再在痛点温针灸，留针30分钟，每天1次，10次为1个疗程。结果显示，观察组总有效率高于对照组（$P < 0.05$），说明温针灸配合强刺激针刺手法治疗肩周炎疗效优于常规针刺疗法。

三、温针灸结合其他疗法

（一）温针灸结合土家医松解疗法

陈凌帆，韩平[14]设观察组60例，对照组56例，观察组采用温针灸配合土家医松解疗法，对照组采用温针灸，比较两组患者治疗前后肩关节疼痛度评分及临床疗效。对照组取患侧肩髃、肩贞、肩前、阿是穴、天宗、中平，针刺得气后予温针灸；观察组在对照组基础上配合土家医松解疗法，1次/天，10次为1疗程。1疗程后评价疗效，两组总体疗效比较，观察组（98%）优于对照组（91%），差异有统计学意义（$P < 0.05$）；观察组治疗后疼痛评分变化较对照组明显，差异有统计学意义（$P < 0.05$）。表明温针灸配合土家医松解疗法能明显减轻疼痛，疗效优于温针灸疗法。

（二）温针灸配合推拿

刘静，李清[15]将132例患者随机分为温针组、推拿组及联合组。温针组取肩髃、肩贞、肩前、肩髎、阿是、阳陵、条口；配穴：太阳经证加后溪，少阳经证加外关，阳明经证加合谷。每次温针灸0.5小时。推拿组：采用压痛点揉捏法、展筋旋转法、抖动法。综合组：结合温针灸和推拿。三组治疗均为 1 次/天，10 次为 1 个疗程。2 个疗程后统计分析疗效。结果：治疗后疼痛指数及肩关节功能恢复，联合组均显著优于温针组和推拿组；联合组在关节疼痛、怕冷、肿胀、沉重及功能障碍改善上显著优于温针组和推拿组；总有效率也高于温针组和推拿组。说明温针灸结合推拿疗效较好。

（三）温针灸结合动态手法

黄素贞[16]把 106 例患者分为对照组 46 例和治疗组 60 例。治疗组用温针灸结合动态手法治疗，每天行一次温针灸，令患者取侧卧位，使病侧肩部在上，用 0.35mm×60mm 毫针快速刺入患侧肩髃、肩贞、肩井、臂臑等，刺入后缓慢推进，留针，在每只针的针柄上插入一小段艾条，每穴两壮；温针灸后休息 20 分钟，再对患者行动态手法推拿治疗。让患者患侧缓慢做上举、前屈、后伸、扩胸等动作，出现疼痛时医师对疼痛部位进行轻揉按摩松解，持续 3~5 分钟，对所有痛点按摩 3 次后，再对整个病发肩关节局部轻揉。对照组仅用温针灸，方法同治疗组。两组患者均治疗 3 周。结果显示，治疗组 VAS 评分明显低于对照组，差异具有统计学意义（$P < 0.05$）；治疗组痊愈率及有效率明显高于对照组，差异有统计学意义（$P < 0.05$）；治疗组活动功能评分及满意度评分明显高于对照组，差异具有统计学意义（$P < 0.05$），说明温针灸结合动态手法疗效较好。

（四）温针灸配合中药熏洗

王战波[17]将 100 例患者随机分成观察组和对照组各 50 例。观察组采用温针灸联合中药熏洗，对照组单纯温针灸。两组以肩贞、肩前、风池、肩髃、阿是穴为主穴，配合循经及辨证选穴，主穴予温针灸，配穴予常规针刺；观察组在温针灸基础上，配合中药熏洗患处，15 分钟/次，2 次/天，1 剂药连续使用 2 天，半个月为 1 个疗程。结果：总有效率观察组为 92%，对照组为 64%。说明温针灸结合中药熏洗较单纯温针灸疗效更好。

（五）温针灸联合穴位贴敷疗法

钟坚娥，林慧敏，冯雯雯[18]把 60 例患者随机分为两组，对照组 30 例单用穴位贴敷治疗，治疗组 30 例则用穴位贴敷联合温针灸治疗。取患侧肩髃、肩井、肩髎，针刺得气后，予温针灸，每穴 2 壮，1 次/天。将寒痹散粉末用开水加适量蜂蜜调制成膏，再制成蚕豆大小的药丸，放于 3×3cm 的舒适妥上，贴于肩贞、肩前、阿是穴，2~3 小时后取下，1 次/天，7 天为 1 个疗程。对照组单用穴位贴敷，方法同治疗组，7 天为 1 个疗程。3 个疗程后进行疗效评定。结果显示，治疗组治愈率60.0%、总有效率93.3%，对照组治愈率36.6%、总有效率83.3%，两组比较有极显著性差异（$P < 0.01$），说明温针灸联合穴位贴敷疗效更佳。

（六）温针灸结合牵拉

陈星，高文飞[19]将80例患者随机分为治疗组和对照组各40例，对照组予常规温针灸，治疗组在对照组基础上加牵拉治疗。两组选穴以局部穴、阿是穴为主，结合辨证及循经取穴，均采用温针灸，治疗组配合牵拉治疗。结果：总有效率治疗组为97.5%，对照组为72.5%，差异有统计学意义（$P < 0.05$）。

（七）温针灸结合关节松动术

林炳华，杨柳，万载等[20]将50例患者随机分为治疗组和对照组各25例，对照组用关节松动术治疗，治疗组行温针灸配关节松动术治疗，取肩髃、肩贞、臂臑、曲池、合谷等穴，1天1次，10次1疗程，疗程间休息3天，2疗程后统计疗效。结果：治疗组总有效率为96.0%，对照组为80.0%，差异有统计学意义（$P < 0.05$），提示温针灸配关节松动术疗效较好。王晓莉[21]把90例患者随机分为温针灸合关节松动术治疗组和单纯关节松动术对照组各45例。对患侧肩贞、曲池、天宗及"肩三针"穴行温针灸治疗，每日1次，连治6周；同时配合关节松动术对胸锁关节、肩胛胸壁关节、盂肱关节进行牵引挤压，内外摆动和前后滑动手法松解，每次20分钟，每日1次，连续6周。结果：有效率治疗组为95.56%，对照组为60%。刘甲祥[22]把76例患者随机分为对照组38例、观察组38例。对照组用关节松动术治疗，每次20分钟，1次/天，连续治疗20天。观察组用关节松动术配合温针灸治疗，选取曲池、肩髎、肩贞、合谷、肩髃等穴，针刺得气后，行提插捻转手法，后予温针灸。每天1次，连续治疗20天。结果显示，观察组总有效率为97.37%，明显高于对照组的76.32%，差异有统计学意义（$P < 0.05$），说明温针灸合用关节松动术疗效较优。刘素云[23]将86例患者随机分为对照组与观察组各43例。对照组给予关节松动术治疗，观察组在对照组基础上联合温针灸治疗，取肩髃、肩贞、臂臑、天宗、合谷、曲池等穴，予以温针灸，1天1次，10次1疗程，疗程间休息2天，2疗程后观察两组疗效及疼痛评分。结果：治疗后疼痛评分观察组显著低于对照组，总有效率观察组为95.35%，对照组为81.40%，差异均有统计学意义（$P < 0.05$），观察组疗效优于对照组。赵军[24]将80例患者随机分为对照组及观察组各40例，对照组予关节松动术治疗，观察组予温针灸配合关节松动

术治疗，选取肩贞、天宗、曲池、合谷等穴，予以温针灸，1 天 1 次，10 次 1 疗程，疗程间休息 2 天，2 疗程后比较疗效。结果：肩关节前屈、后伸、内收、外展活动度观察组均优于对照组。提示温针灸配合关节松动术可显著改善患者肩关节功能。

（八）温针灸联合运动疗法

戴彬，倪荣福[25]将 124 例患者随机分为观察组与对照组。对照组采用西药和运动疗法治疗，观察组采用温针灸和运动疗法治疗，取肩髃、肩前、肩贞、臂臑、曲池、手三里、外关、合谷、阳陵泉、阿是穴，行毫针针刺，在肩髃、肩前、肩贞、臂臑行温针灸，每天 1 次，10 天为 1 个疗程，疗程间休息 4 天，治疗 3 个疗程，观察镇痛效果和肩关节活动功能评分。总有效率观察组为 96.77%，对照组为 72.58%，两组比较，差异有统计学意义（$P < 0.05$），观察组改善肩关节活动功能评分优于对照组。

（九）温针灸、邵氏无痛手法配合蠲痹汤内服

李长河[26]将 66 例风寒湿型肩周炎患者随机分为治疗组与对照组各 33 例。对照组采用温针灸，取穴：阿是穴（痛处）、肩前、肩髃、臂臑、肩髎、肩贞、曲池、阳陵泉；治疗组在对照组基础上加用邵氏无痛手法和蠲痹汤内服。两组均 1 次/天，10 次为 1 个疗程，治疗 3 个疗程后判定疗效。治愈率治疗组为 84.85%，对照组为 33.33%，治疗组疗效明显优于对照组（$P < 0.01$）。

（十）温针灸、运动疗法、关节松动术

孔德聪，黎洪剑，陈剑飞[27]将 82 例患者随机分为观察组和对照组各 41 例。对照组予温针灸、运动疗法，观察组在对照组基础上结合关节松动术治疗。温针灸取肩髃、肩贞、肩前、曲池、外关、合谷为主穴，阿是穴、曲垣、天宗、列缺为配穴，1 天 1 次，15 次为 1 疗程，疗程间休息 2 天，2 疗程后统计疗效，两组治疗后 VAS 评分均较治疗前明显降低（$P < 0.05$），观察组较对照组更显著（$P < 0.05$）；总有效率观察组为 95.12%，高于对照组的 82.93%（$P < 0.05$），说明温针灸、运动疗法结合关节松动术效果更好。

（十一）温针灸、运动针法结合刺络拔罐

黄红芳[28]将 80 例患者随机分为治疗组与对照组各 40 例，对照组采用温针灸结合运动针法，治疗组采用温针灸、运动针法结合刺络拔罐，2 组均治疗 2 个疗程后观察疗效。对照组取肩髃、肩前、肩贞、臂臑、曲池、手三

里、外关、合谷、阳陵泉、阿是穴等，并予温针灸；运动针法取健侧中平穴，针刺得气后予提插手法，并在行针时嘱患者行肩关节的外展、外旋、上举及后伸等主动活动，以患者能耐受为度，每天1次，治疗10次为1疗程。治疗组在对照组治疗的基础上加刺络拔罐治疗，隔天1次，治疗10次为1疗程。总有效率治疗组为95.0%，对照组为72.5%，差异有显著性意义（$P<0.05$），治疗组优于对照组。

四、温针灸结合中药内服

（一）温针灸配合桂枝舒筋通络汤内服

马振合[29]以随机数字表法把200例肩周炎患者分为观察组和对照组各100例。对照组予温针灸治疗，选用肩髃、肩贞、肩髎、天宗、肩井、臂臑、阿是穴、肩前等穴，行温针灸，每天1次，每周5天，连续6周。观察组在温针灸基础上加口服桂枝舒筋通络汤治疗。温针灸同对照组，中药每天1剂，水煎取汁300毫升，分早晚两次温服，6周后评定疗效。结果显示，温针灸联合桂枝舒筋通络汤药治疗，可显著降低患者的VAS评分和肩关节CMS评分，疗效明显优于单用温针灸，提示温针灸联合桂枝舒筋通络汤治疗肩周炎可以取得更为理想的效果。

（二）温针灸结合补肾活血中药口服

黄劲柏，卓廉佳，陈花茹[30]将90例肩周炎患者随机分为针药组、针灸组和中药组，每组各30例。针药组用温针灸结合补肾活血中药治疗，针灸组单用温针灸，药物组单用补肾活血中药。三组疗程都为30天。针药组选用骨疏康颗粒和活血止痛胶囊，按说明书服用，连续服药30天。针灸选取患侧肩前、肩髃、肩髎，常规消毒，分别直刺约1寸，捻转行针得气后，给予温针灸，每穴灸3壮，以患者能耐受为度。温针灸隔日1次，5次为1个疗程，3个疗程后统计疗效。针灸组只温针灸，方法同针药组。药物组单用中药，药物同针药组。3组疗程都为30天。结果显示，针药组总有效率为93.33%，明显高于针灸组的73.33%、药物组的66.67%（$P<0.05$），说明温针灸结合补肾活血中药口服治疗肩周炎效果更好。

五、温针灸结合体外冲击波理疗

莫贤晓，郑如兴，欧阳泽亮等[31]把38例患者随机分为对照组20例，治疗组18例。对照组用温针灸治疗，观察组用温针灸配合体外冲击波治疗，两组均行肩关节功能锻炼。对照组行温针灸，取肩前、肩髎、肩髃、外关、臑俞、合谷。如病症偏向风寒，加风池、风门；病症偏湿重，加阴陵泉、曲池；如偏气血瘀滞，加阳陵泉、肩贞、条口。针刺得气后，予温针灸，留针30分钟，1次/天，共10次。观察组予温针灸合体外冲击波，温针灸治疗同对照组。冲击波治疗仪为瑞士STORZ MP100冲击波治疗系统。让患者取坐位，向下垂直肩关节，治疗师选择并调整探头，确保疼痛在耐受范围内。冲击波治疗仪压强为1.5~2.8bar，频率为10~15Hz，每个区域内的脉冲数在500次左右，每次总冲击次数2500~3500。每隔5天治疗1次，共治疗5次。结果：对照组总有效率为65%，观察组总有效率为93.75%，差异有统计学意义（$P < 0.05$），提示温针灸结合体外冲击波理疗效果较好。

小结

温针灸是把毫针刺入穴位后，将一段艾条套在针柄上点燃来治病的疗法。此疗法是针刺和艾灸的结合，灸热可直接作用皮部，还可通过针身引入体内。这与一般艾灸有很大差异，需要特别关注。温针灸可散寒除湿祛风，驱除外邪，又可温补阳气，温通经络，切中肩周炎的主要病机——风寒湿阻，故在临床上温针灸被广泛地应用于肩周炎的治疗。或单独用之，或与其他针法、疗法、中药结合。由于肩周炎为难治性疾病，治疗难度大，因此往往需要多种方法结合。温针灸取肩部腧穴为主，针对性强，突出局部治疗；远部取穴为辅，助以整体调节。

考察文献，可见温针灸治疗肩周炎的研究存在不少问题，高质量规范的研究不多。有些研究设计不严谨，随机设计没有真正做到随机，对照设计也不够合理。由于肩周炎目前仍然是排除性临床诊断，需要排除一切可以导致肩痛、活动受限的其他疾病，故存在诊断标准、纳入标准不够明确，把引起肩周痛的其他疾病纳入研究中的情况，严重影响研究的可信度。处理因素如毫针和艾条规格、生产者，灸时艾条和皮肤的距离，都交代不清。疗效评价标准主要为疼痛减轻（SF-MPQ评分）和肩关节功能改善（Constant-Murley肩关节功能评分）两个方面，但这些指标均较为主观，故临床研究的真实性和客观性不易保证。这些都需要在以后的研究中改进。

温针灸治疗肩周炎需要进行分期研究。肩周炎病程迁延，长达数月乃至数年。国内有学者把它分为急性疼痛期、粘连僵硬期、缓解恢复期。国外有文献把它分为4期[32]。1期：病程0~3月；2期：结冰期，病程3~9月；3期：冻结期，病程9~15月；4期：消融期，病程15~24月。在不同阶段，病理、临床表现不同，病情改善标志有异。如急性期疼痛明显，疗效体现在肩痛减轻；急性期过后，疼痛缓解，肩关节活动受限为主要表现，疗效体现在活动受限减轻。因此，以分期研究为宜，或者在病例随机分组时，按病期分层均衡纳入。

主要参考文献

[1] 肖泳乐. 对肩周炎患者进行温针灸治疗的效果分析 [J]. 当代医药论丛, 2016, 14 (6)：14-15.

[2] 周亚锋, 殷建权, 严伟. 肩三针温针灸治疗肩周炎 87 例分析 [J]. 中华全科医学, 2017, 15 (5)：869-870.

[3] 关翔鑫. 温针灸法治疗肩周炎临床疗效观察 [J]. 中国实用医药, 2012, 13 (15)：76-77.

[4] 蒲尚喜. 温针灸治疗肩周炎随机平行对照研究 [J]. 实用中医内科杂志, 2017, 31 (11)：60-62.

[5] 王晓彤. 温针灸治疗肩周炎疗效观察 [J]. 亚太传统医药, 2015, 11 (13)：68-69.

[6] 陶志平. 温针灸治疗肩周炎与电针治疗的效果比较 [J]. 临床医学, 2016, 29 (8)：182.

[7] 王妍妍, 彭志杰, 张文涛, 等. 循经取穴温针灸疗法治疗肩周炎的疗效观察 [J]. 中日友好医院学报, 2016, 30 (6)：345-347.

[8] 陈栎. 温针配合针刺运动疗法治疗 76 例肩周炎疗效观察 [J]. 中医临床研究, 2016, 8 (15)：120-121.

[9] 王黎, 张心开. 齐刺温针疗法治疗肩周炎临床疗效观察 [J]. 新中医, 2014, 46 (7)：157-159.

[10] 任玲. 围刺法配合温针灸治疗寒湿型肩周炎 60 例的临床分析 [J]. 中医临床研究, 2015, 7 (09)：116-117.

[11] 李春. 围刺法联合温针灸治疗寒湿型肩周炎疗效分析 [J]. 中医中药杂志, 2016, (11)：111-113.

[12] 刘尚策, 郭玉红, 何艺博. 温针灸配合 "合谷刺法" 治疗肩周炎临床疗效观察 [J]. 针灸临床志, 2017, 33 (3)：50-52.

[13] 石海艳. 强刺激针刺手法配合温针灸治疗肩周炎 40 例 [J]. 按摩与康复医学, 2013, 4 (7)：85-86.

［14］陈凌帆，韩平．土家医松解疗法配合温针灸治疗肩周炎的临床观察［J］．中国民族医药杂志，2017，11（11）：7－8．

［15］刘静，李清．温针灸配合推拿治疗急性期肩周炎疗效观察［J］．陕西中医，2017，38（10）：1475－1476．

［16］黄素贞．温针灸联合动态手法对肩周炎疼痛症状影响分析［J］．四川中医，2015，33（9）：168－169．

［17］王战波．中药熏洗联合温针灸治疗肩周炎的效果分析［J］．现代实用医学，2018，30（2）：176－178．

［18］钟坚娥，林慧敏，冯雯雯．穴位贴敷疗法联合肩三针温针灸治疗肩周炎的临床疗效分析［J］．中国临床研究，2016，8（21）：95－96．

［19］陈星，高文飞．牵拉法配合温针灸对肩周炎患者疼痛及肩关节功能改善疗效分析［J］．新中医，2018，50（08）：180－183．

［20］林炳华，杨柳，万载，等．温针灸配合关节松动术治疗肩周炎疗效分析［J］．实用中医药杂志，2015，31（06）：562－563．

［21］王晓莉．温针灸配关节松动术治疗肩周炎临床观察［J］．山西中医，2016，32（2）：39－40．

［22］刘甲祥．肩关节松动术配合温针灸治疗肩周炎的临床疗效观察［J］．内蒙古中医药，2017，1（2）：118－119．

［23］刘素云．温针灸联合关节松动术用于治疗肩周炎临床疗效观察［J］．内蒙古中医药，2017，36（12）：132－133．

［24］赵军．温针灸配关节松动术治疗肩周炎的临床疗效观察［J］．世界临床医学，2017，11（10）：166＋168．

［25］戢彬，倪荣福．运动疗法配合中医温针灸对肩周炎患者肩关节功能恢复程度的疗效观察［J］．世界中西医结合杂志，2017，12（09）：1242－1244＋1248．

［26］李长河．邵氏无痛手法联合温针灸和蠲痹汤内服治疗风寒湿型肩周炎33例［J］．中医研究，2017，30（2）：26－29．

［27］孔德聪，黎洪健，陈剑飞．温针灸、运动疗法结合关节松动技术治疗肩周炎的疗效观察［J］．中国医药科学，2018，8（02）：42－44＋198．

［28］黄红芳．温针灸、运动针法结合刺络拔罐治疗肩周炎40例疗效观察［J］．新中医，2014，46（6）：190－191．

［29］马振合．桂枝舒筋通络汤配合温针灸治疗肩周炎100例临床观察［J］．中国中医药科技，2017，24（5）：668－669．

［30］黄劲柏，卓廉佳，陈花茹．温针结合补肾活血中药治疗肩关节周围炎疗效观察［J］．中国中医急症，2015，24（1）：137 – 139.

［31］莫贤晓，郑如兴，欧阳泽亮，等．温针灸配合体外冲击波治疗肩周炎的临床疗效观察［J］．内蒙古中医药，2017，（11）：184 – 185.

［32］张绍祥，张雅芳．局部解剖学［M］．北京：人民卫生出版社，2015.

［33］黄桂成．中医筋伤学［M］．北京：中国中医药出版社，2016.

［34］张作君．肩部损伤诊疗学［M］．北京：中国中医药出版社，2009.